常见病

针灸

特效简易疗法

杨朝义　主编

中国健康传媒集团
中国医药科技出版社

内 容 提 要

针灸疗法具有操作方便、适应证广、疗效显著、经济安全等特点，千百年来为中华民族的繁衍昌盛作出了巨大贡献。然而针灸理论博大精深，针灸古籍晦涩难懂，为推广这一神奇的疗法，本书主编集20余年临证经验，将确有实效的90余种针灸优势病种的特效应用法汇集成册，使针灸疗法真正成为一种操作简单、作用可靠的疗法。本书理论性与实践性均较强，可供中医院校学生、针灸临床工作者、中医针灸爱好者参考使用。

图书在版编目（CIP）数据

常见病针灸特效简易疗法 / 杨朝义主编 . — 北京：中国医药科技出版社，2021.12

ISBN 978-7-5214-2710-3

Ⅰ . ①常… Ⅱ . ①杨… Ⅲ . ①常见病—针灸疗法 Ⅳ . ① R245

中国版本图书馆 CIP 数据核字（2021）第 201984 号

美术编辑 陈君杞
版式设计 也 在

出版 **中国健康传媒集团** | 中国医药科技出版社
地址 北京市海淀区文慧园北路甲 22 号
邮编 100082
电话 发行：010-62227427 邮购：010-62236938
网址 www.cmstp.com
规格 710×1000mm $^1/_{16}$
印张 14 $^3/_4$
字数 249 千字
版次 2021 年 12 月第 1 版
印次 2021 年 12 月第 1 次印刷
印刷 三河市百盛印装有限公司
经销 全国各地新华书店
书号 ISBN 978-7-5214-2710-3
定价 **45.00 元**

获取新书信息、投稿、为图书纠错，请扫码联系我们。

本书编委会

主　编　杨朝义

编　委（按姓氏笔画排序）

　　　　刘秀丽　李颖慧　宋恒哲

　　　　张　彤　张金荣　陈奉花

　　　　续　伟　鞠龙秀

前言

　　针灸疗法是我国特有的医疗方法，迄今已有几千年的历史。1987 年世界针灸学会联合会在北京正式成立，2010 年针灸"申遗"成功，针灸作为世界通行医学的地位得以确立，在全世界享有很高的美誉。

　　笔者本是一名西医临床基层工作者，由于工作的需要，偶然接触到针灸，从初识到深入了解，针灸的魅力一一展现，由此笔者对针灸的热情被点燃。这股热情一直持续至今，已达二十余年矣。在这一过程中，笔者感悟最深刻的就是我们先祖之伟大和针灸不可言喻的神奇作用。临证时，根据脏腑、经络学说，运用四诊和八纲理论将各种证候进行分析归纳，明确病在脏或在腑，在表或在里，属寒还是属热，属虚还是属实；而后，据分析结果进行相应配穴，用几根细针或艾草施灸，按方施术以通其经脉，调其气血，使阴阳平衡，即能立起沉疴，达到防病治病的目的。

　　然而，如此简便易行、应用广泛、疗效迅速可靠的疗法，目前的临床应用还是非常有限。这是什么原因造成的呢？笔者经过深入的观察与总结发现，一是因为医学类古籍文字晦涩难懂，二是中医学博大精深，学习运用并不容易。作为一名中医针灸爱好者、从业者与受益者，深感有责任、有义务推广这一充满生命力的神奇疗法。遂焚膏继晷，几经磨炼，终成此书。笔者将自己 20 余年的临床运用经验，经过全面筛选，把方法简单、作用可靠的疗法集结成册，供读者参考阅读。

　　书中尽量采用通俗易懂的语言，阐述临床常见病的病因与诊断，同时结合笔者多年临床经验，总结出最精简、实效的治疗方法和方案，希望读者能更快地运用到临床中。无论是中医爱好者、入门者，还是针灸临床工作者阅读后都能有所收获和启发。很多人认为针灸玄而难解，实则较易入门，关键是要找到正门的入口。

　　笔者的初衷与愿望虽然是美好的，但由于水平所限，书中难免有不足之处，敬请各位老师及同道及时提出宝贵意见，予以指导，以使本书日臻完善。

杨朝义

于山东沂源

己亥年仲夏

目录

第一章　头面躯体痛证

第三章　妇科病证

第六章　皮外科病证

第七章 五官科病证

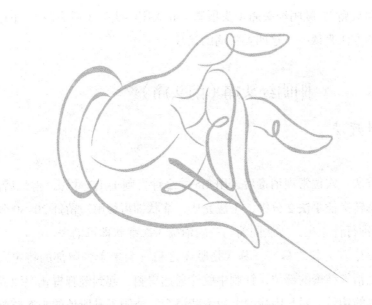

第一章

头面躯体痛证

第一节　头痛

　　头痛是临床常见病症之一，每个人的一生中都可能或轻或重地出现过不同程度的头痛。引起头痛的原因众多，一般可分为原发性和继发性两类。继发性头痛是由各种明确的原因所导致，如感冒后的头痛、鼻窦炎引起的头痛、发热引起的头痛、脑外伤引起的头痛、流行性疾病引起的头痛。如为脑血管疾病引起的头痛、脑内占位性疾病引起的头痛等，则以治疗原发疾病为主，不属于本篇所谈的内容。原发性头痛原因不明，单纯以头痛为主症，本节所谈的头痛主要是指原发性头痛。此类头痛一般缠绵难愈，西医对其的治疗往往缺乏有效手段，而针灸疗法对此则有显著的疗效，且具有取穴少、起效快、标本兼治的特点。某些继发性头痛的治疗也可参照本节内容。

　　针灸学中根据经络循行将头痛分为四类，分别是阳明经头痛（前头痛）、少阳经头痛（偏头痛）、厥阴经头痛（头顶痛）和太阳经头痛（后头痛）。下面就以经络辨证的方法来谈一下这四类头痛的治疗。

阳明经头痛（前头痛）

一、毫针疗法

1. 中脘

　　（1）操作方法：穴位常规消毒后，用 1.5 寸毫针直刺 1~1.2 寸深，得气后，施以平补平泻捻转提插手法 2 分钟，手法完毕，症状即可缓解。留针 20~30 分钟，每 5~10 分钟行针 1 次，方法同前。一般治疗 1 次症状即可消失。

　　（2）注解：中脘为胃之募穴，募穴是脏腑之精气会聚于胸腹部的特定穴位，中脘是胃之精气结聚的部位，针刺中脘能通达胃腑，起到健脾胃化湿浊或清泻阳明之邪热的功效，对凡因痰湿上犯蒙蔽清窍，清阳不升所致的头痛或阳明经之邪热上攻而引起的头痛均有极佳的治疗功效。笔者在临床上曾以本穴治疗多例相关患者，获效甚佳。

2. 公孙

（1）操作方法：取健侧公孙穴，常规消毒后，用 1 寸毫针直刺 0.5~0.8 寸，得气后，施以平补平泻捻转手法，留针 20~30 分钟，每 5~10 分钟行针 1 次，针刺后即可有效，一般针刺 1~3 次即可治愈。

（2）注解：公孙为脾经之络穴，与胃相联系，具有健脾和胃的作用，前头部属足阳明经，刺一络可治两经病，这是络穴的优势特点，因此针刺公孙可治疗前头痛、眉棱骨痛，且具有确实的疗效。

二、刺血疗法

印堂

（1）操作方法：穴位常规消毒后，一手将穴位处皮肤捏起，另一手用一次性刺血针头点刺出血，然后用手挤捏或拔罐出血，出血量在 2~3ml 即可。

（2）注解：在印堂穴行刺血疗法治疗前头痛的方法由来已久，这是民间广为运用的方法，具有操作简单、疗效可靠的特点，一般血出立效。急性头痛可每日 1 次，慢性头痛每周 2 次。

少阳经头痛（偏头痛）

一、毫针疗法

1. 丝竹空透率谷

（1）操作方法：取患侧穴位，常规消毒后，取 4 寸毫针，针尖与丝竹空约呈 15° 角，沿皮刺入（必须注意：不可深刺，沿皮而入），透达率谷。得气后，施以持续捻转手法 1 分钟，留针 20~30 分钟，每 5~10 分钟行针 1 次，每日 1 次。

（2）注解：用丝竹空透率谷治疗偏头痛的方法由来已久，在古代医籍中亦有明确记载，《玉龙歌》云："偏正头风痛难医，丝竹金针亦可使，沿皮向后透率谷，一针两穴世间稀。"通过临床所用来看，古人所言不虚，用之确有立竿见影之效，很多患者针入后，疼痛即可缓解，古医家之言确值得后世医家继承与研究。笔者在临床用此方法已治疗多例相关患者，均能获得立竿见影之效。

2. 风池

（1）操作方法：取双侧风池穴，常规消毒后，用 1.5 寸毫针，针尖微向下，向鼻尖斜侧 0.8~1.2 寸（注意针刺深度与针刺方向，穴位深部中间为延髓，不可向内上方刺）。得气后，留针 20~30 分钟，每 5~10 分钟行针 1 次，每日 1 次。

（2）注解：风池归属于足少阳经，是三焦与阳维脉之交会穴，善祛风活血、通络止痛，此穴又在头颈部，因此针刺风池既可疏通少阳之经气，又能疏头部之气血，故对少阳经头痛有显著疗效。若是因风邪所伤而致者则为治疗的首选穴位，具有特效作用。

3. 足临泣

（1）操作方法：取健侧足临泣，常规消毒后，用 1 寸毫针直刺 0.5~0.8 寸，得气后，施以较强的捻转泻法，留针 20~30 分钟，每 5~10 分钟行针 1 次，每日 1 次。

（2）注解：足临泣为足少阳胆经之输穴，偏头部为足少阳经脉所行，故偏头痛属足少阳经病变，根据"经络所行，主治所及"理论，取用足少阳之穴是针灸治疗足经脉病变最基本的取穴思想，又据"输主体重节痛"之理，所以取用足少阳之输穴——足临泣，有立止疼痛的功效。针灸治疗学中也有"头有病而脚上针"的取穴理念，这是根据标本理论产生的取穴思路，这种取穴方法是远端用穴的重要理论之一，具有取穴少、见效快、安全可靠的特点，所以治偏头痛取用足临泣可针入痛止。

二、刺血疗法

1. 太阳

（1）操作方法：取患侧太阳穴，常规消毒后，一手捏紧穴位处皮肤，另一手用一次性刺血针头点刺 1~3 下，然后加拔罐 5 分钟左右，使之出血 1~3ml。每周治疗 2 次。

（2）注解：太阳穴虽是经外奇穴，但其所在部位为少阳经脉循行之处，点刺放血能起到疏风散热、清头明目、活络止痛的作用，对偏头痛有很好的疗效。不但有立竿见影之效，而且能达到治本的作用。尤其对顽固性久年头痛更有显著疗效，是首选的方法。笔者在临床上曾用本穴治疗数例相关患者，即达血出而痛止的效果，由此也可见证了针灸治病的神奇性和简便性。笔者 5 年前曾治疗一名男性患者，为西医医生，反复发作偏头痛 10 余年，且发作频繁，疼痛剧烈，十分痛苦。曾做各种西医检查未发现异常。再次发作时，经人介绍来诊，通过诊断，笔者即于太阳穴处放血，血出疼痛立解。患者甚感神奇，病情痊愈后，即开始跟随笔者学习针灸，弃西医而从事针灸临床，目前在针灸方面做得非常出色。临床上，这样的验案不胜枚举，由此也突显出针灸治病术简效佳的特点。

2. 耳尖及耳背瘀络

（1）操作方法：取患侧耳尖，先充分按揉耳郭，使耳部充血，再行常规消毒，然后医者一手捏紧耳尖，另一手用一次性刺血针头迅速点刺 1~2 下，再在耳背瘀络点刺出血。耳尖处用手挤捏出血十几滴，耳背瘀络血出尽即可。

（2）注解：耳尖性善清散，虽然为经外奇穴，但其为手足少阳经所属，因此在耳尖刺血治疗少阳经头痛极具特效，立竿见影。

厥阴经头痛（头顶痛）

一、毫针疗法

1. 涌泉

（1）操作方法：任取一侧或双侧涌泉穴（若取一侧穴位即疼痛消失就不用取双侧穴位），常规消毒后，用 1.5 寸毫针向太冲方向斜刺 0.5~1 寸，针刺得气后，施以较强的捻转或提插泻法，针感以患者能耐受为度。急性疼痛者症状消失即可出针，慢性反复发作者留针 20~30 分钟。

（2）注解：头顶痛取用本穴是头足上下对应取穴思想的运用，自古有"头有病而脚上针"之取穴理念，头顶是人身最高之处，足底为人身最低部位，故头足上下对应取穴是一种对应的运用。自古就有这一运用思想的相关记载，如《肘后歌》载曰："顶心头痛眼不开，涌泉下针定安泰。"尤其对头顶胀痛剧烈的患者有着非常好的作用，针之即效。

2. 太冲

（1）操作方法：取一侧或双侧太冲穴，常规消毒后，用 1 寸毫针直刺 0.5~0.8 寸，针刺得气后，施以较强的捻转泻法，以患者能耐受为度，留针 20~30 分钟，每 5~10 分钟行针 1 次。每日 1 次，一般 3~5 次可愈。

（2）注解：头顶部位为足厥阴经所行之处，因此头顶痛被称为厥阴经头痛。太冲为足厥阴经之原穴、输穴，针之可起到活血化瘀、清肝泻火、息风止痛的作用，所以头顶痛针刺太冲有特效，为治疗的首选穴。笔者曾以本穴治疗多例头顶痛患者，确有奇效。如曾治一名男性患者，头顶剧痛 4 日余，曾做西医检查未能明确诊断，治疗未效。经笔者学生介绍来诊，予针刺太冲，施以捻转泻法，头痛即明显缓解，一次即基本治愈，3次即痊愈，自此成为笔者的忠实患者。

二、刺血疗法

中冲

（1）操作方法：取双侧中冲穴，先充分按揉穴位，使其充血，在常规消毒后，用一次性刺血针头迅速点刺出血，然后用手挤捏出血数滴即可。此法对急性头顶痛有很好的治疗作用，一般均有立竿见影之效。

（2）注解：中冲为手厥阴心包经之井穴，手厥阴经与足厥阴经为同名经，同名经同气相求，且井穴具有清热开窍、通经解瘀的作用，亦适宜刺血，因此于本穴处用刺血疗法治疗头顶痛具有特效，且安全方便。

太阳经头痛（后头痛）

一、毫针疗法

1. 至阴

（1）操作方法：取健侧至阴穴，常规消毒后，用0.5寸毫针迅速直刺0.1寸，得气后，施以捻转手法，留针20~30分钟，每5~10分钟行针1次，每日1次。

（2）注解：选至阴穴治疗后头痛也是遵循经络所行之理。后头部为足太阳经所行之处，至阴穴为本经之井穴，故可以运用。笔者在临床曾以本穴治疗多例相关患者，均取得了显著疗效。至阴穴不仅对后头痛有特效，而且对头面部疾患均有着广泛的治疗作用，《肘后歌》即言"头面之疾针至阴"。这说明至阴穴对头面部疾病有广泛的治疗作用和极佳疗效，其原理是根据经络所行与根结理论，足太阳经脉"上额交巅；其支者，从巅至耳上角；其直者，从巅入络脑，还出别下项……"头面部为标为结，至阴为根为本，所以用至阴穴治疗头部疾病具有特效，故而才有"头面之疾针至阴"之说。

2. 束骨

（1）操作方法：取健侧束骨穴，常规消毒后，用1寸毫针直刺0.3~0.5寸，得气后，施以捻转泻法，留针20~30分钟，每5~10分钟行针1次，每日1次。

（2）注解：束骨为足太阳经之输穴，根据"经络所行，主治所及"和"输主体重节痛"的相关理论而运用，用于后头痛治疗具有确实的效果。

二、刺血疗法

委中

（1）操作方法：取双侧委中穴，常规消毒后，用一次性刺血针头点刺委中部瘀络出血，出血顺畅可自然出血，若出血不佳则加拔罐。色变血止或出血3~5ml 即可。一般每周治疗 1~2 次即可。

（2）注解：后头部是足太阳经脉所行之处，故后头痛属于足太阳经病变，根据"经脉所行，主治所及"的理论，取用本经的穴位则是自然之理。委中又名血郄，此处易于瘀积，故根据"菀陈则除之"的理论，在本穴运用刺血疗法。本穴是历代刺血的要穴，是临床最常用的刺血穴位，于委中瘀络处点刺放血，可有活血散瘀、凉血清热解毒的作用。

第二节　三叉神经痛（面痛）

三叉神经痛是西医的名称，相当于中医之面痛。三叉神经的第 1 支为眼支，第 2 支为上颌支，第 3 支为下颌支。三叉神经痛就是指面部这 3 支神经出现的阵发性、短暂性剧烈疼痛，具有突发性、周期性发作的特点。在临床中以第 2 支发病最为多见，其次是第 3 支，第 2 支与第 3 支常同时发病者也多见，最少见的是第 1 支。其疼痛具有显著的特点，可表现为发作性、刀割样、撕裂样或烧灼样闪电剧痛，是疼痛病症中最为剧烈的一种。其发作时间较为短暂，一般多为数秒或几分钟。部分患者可有诱发因素（被称为扳机点），如因说话、洗脸、刷牙、吃饭、冷风刺激等引发。故患者常因此不敢洗脸、吃饭、刷牙，甚至连水也不敢下咽。西医学根据其发病情况又分为原发性和继发性两大类，临床中以原发性患者为多见，针灸治疗也主要针对原发性患者。

三叉神经痛的发病与经络的主要关系表现在三个方面：第一为足太阳经证，表现为眉棱骨部位的疼痛，是第 1 支（眼支）痛；第二为手足阳明经及手太阳经证，表现为上、下颌部位疼痛，是第 2、3 支痛；第三是手三阳经证，表现为一侧面部，甚至同侧的头、肩、上肢部疼痛。

一、毫针疗法

1. 后溪、三间

（1）操作方法：一般取用患侧的后溪、健侧的三间，或者交替用针。穴位常规消毒后，先取健侧的三间，用2寸毫针自三间透向后溪，针刺深度1.5寸左右，得气后施以较强的捻转泻法，并嘱患者频繁活动患侧。再用2寸毫针取患侧后溪向合谷方向透刺1.5寸左右，得气后施以较强的平补平泻捻转手法，仍配合活动患侧。留针30~40分钟，顽固性患者可留针时间更长，每10分钟行针1次，每日1次。

（2）注解：后溪为手太阳小肠经之输穴，三间为手阳明大肠经之输穴，三叉神经的病变部位主要在两条经脉循行之范围，根据"经络所行，主治所及"，可以选取该两经的穴位，后溪与三间又均为二经之输穴，"输主体重节痛"，故取此二穴治疗本病具有显著的疗效。笔者通过临床长期观察发现，取后溪、三间二穴治三叉神经痛确具特效，多数患者可有立竿见影的效果，并能很快痊愈。早期原发性患者，一般经过10次左右的治疗即可痊愈，是临床治疗三叉神经痛的特效穴位。若对病程久及用药时间长的患者，治疗需要的时间会更长。

2. 听宫

（1）操作方法：取患侧听宫穴，常规消毒后，嘱患者张口，用1.5寸毫针直刺0.5~1寸，得气后，施以捻转之平补平泻手法，然后留针30~45分钟，病情严重者可延长留针时间，一般每10分钟行针1次。每天1次，连续1周为1个疗程。

（2）注解：听宫为手太阳、手少阳、足少阳三经之交会穴，故用一穴即可调理三经之病变。本穴功善疏风散寒、开窍聪耳、通络止痛，所以用听宫治疗三叉神经痛有显著的疗效。笔者通过临床观察认为，本穴对本病的治疗有效率可高达80%以上，是治疗三叉神经痛的有效穴位。

3. 天枢

（1）操作方法：取双侧天枢穴，常规消毒后，直刺1.5~2寸，得气后，施以较强的捻转泻法，留针30~40分钟，每10分钟行针1次。

（2）注解：三叉神经的分布区域以阳明经为主，阳明经多气多血，所以治疗上以取阳明经穴为主，天枢为足阳明胃经之穴，又是大肠府精气会聚于腹部之募穴，故调节肠胃腑气之功甚强，针刺天枢可祛阳明之邪，疏阳明之经气，从而达止痛之功。

4. 合谷

（1）操作方法：取双侧合谷穴，常规消毒后，用 1.5 寸毫针先针刺健侧穴位，直刺 1 寸左右，得气后，施以较强的提插捻转泻法，再针刺患侧穴位，施以平补平泻捻转手法。留针 20~30 分钟，每 5~10 分钟行针 1 次。每日 1 次。

（2）注解：合谷为手阳明大肠经之原穴，属阳主表，善宣泄气中之热，具有疏风散表、宣通气血之功；手阳明经支脉经筋至面颊，入下齿中，还出夹口两旁，左右支于人中交叉，至对侧鼻翼旁，在迎香穴处与足阳明胃经相接，故古有"面口合谷收"之说，临床上广泛运用于三叉神经痛、头痛、牙痛等疾病的治疗，临床上运用针灸治疗三叉神经痛既可获得即时止痛之效，也能获得长久的治疗效果。

二、刺血疗法

太阳

（1）操作方法：取患侧太阳穴，常规消毒后，用一次性刺血针头点刺出血，若有瘀络，则刺瘀络，然后用手挤捏或拔罐放血，使色变血止，或出血量至 3~5ml，每周 1~2 次。

（2）注解：太阳穴为经外奇穴，位于头部手太阳经上，为手足少阳经所过之处，刺之能疏风散邪、清头明目、通络止痛，是治疗头面部阳热实证之要穴。取太阳穴治疗三叉神经痛具有确实的作用，尤其对病程日久者更具有良好的功效。

三、火针疗法

1. 阿是穴

（1）操作方法：仔细切循按压找到疼痛的中心点，患区（阿是穴）常规消毒，取细火针用密刺法点刺，一般点刺 2~3 下，点刺深度为 1~2 分深，速入疾出，出针后立即用消毒干棉球按压针孔片刻。每 3 天治疗 1 次，5 次为 1 个疗程。

（2）注解：火针既可温通经脉，又可引火外发、通经活络。用火针针刺阿是穴可使局部经脉畅通，气血运行，从而缓解疼痛。通过西医学研究表明，火针能提高组织温度，使新陈代谢旺盛，改善组织营养，从而提高组织的再生能力和细胞活力，加速代谢产物的吸收。笔者通过长期的临床实践发现，火针对三叉神经痛的治疗有确实的功效，尤其对久治不愈的顽固性患者是一种优势方法，值得临床推广运用。

第三节　颞下颌关节功能紊乱综合征

颞下颌关节功能紊乱综合征是以开口和咀嚼时颞下颌关节疼痛、弹响、张口受限为主要表现的病症，多发生在 20~40 岁的青壮年，易反复发作。本病属于中医学"口噤不开""张口不灵""牙关开合不利""颌痛""颊痛"等范畴。其发生常与外邪侵袭、咀嚼硬物、外伤等因素有关。本病的病位点是在颞下颌关节咀嚼区，也就是在下关、颊车穴附近，属于足阳明经筋之证。针灸治疗本病有很大的优势，具有作用快、用穴少、疗效高的特点。

一、毫针疗法

1. 太冲

（1）操作方法：取健侧太冲穴，常规消毒后，用 1 寸毫针直刺 0.5~0.8 寸，得气后，施以较强的捻转刺激手法，并嘱患者做张口闭口动作，留针 30 分钟，每 10 分钟行针 1 次。行针时仍需患者配合做患处的运动，这对疗效的影响极为关键。5~7 次为 1 个疗程。

（2）注解：太冲为足厥阴肝经之原穴、输穴，足厥阴肝经"从目系下颊里，环唇内"。由此可见，肝经绕口腔颊部内侧，故本病与肝经有关。本病是由关节韧带及关节囊松弛所致，与筋有关，肝主筋，因此取用肝经原穴有显著疗效。若治疗时适当配合局部穴位则可进一步提高治疗效果，局部穴位以下关或颊车最为常用，配用局部穴位时，先针刺远端穴位，再针刺局部穴位，起针时则先起局部穴位，后起远端穴位，目的是为了不影响活动患处。

2. 解溪

（1）操作方法：取患侧解溪穴，常规消毒后，用 1.5 寸毫针直刺 0.8~1.2

寸，得气后，嘱患者频繁活动患侧颞颌关节，施以较强的捻转手法，留针 30 分钟，每 10 分钟行针 1 次，在行针时仍需要患者配合活动患处。

（2）注解：足阳明胃经"出大迎，循颊车，上耳前，过客主人……"足阳明胃经过面颊部，且为多气多血之经，气血充盛，濡养筋脉。解溪穴为足阳明胃经之经穴，其穴在两筋之间，根据以筋治筋的原理，故取解溪治疗本病有特效。也可同时配用局部要穴治疗本病，如下关或颊车，其操作方法同太冲穴。

3. 合谷

（1）操作方法：取健侧合谷穴，常规消毒后，用 1.5 寸毫针直刺 1 寸左右，得气后，施以较强的捻转提插泻法，同时嘱患者活动患侧，留针 30 分钟，每 10 分钟行针 1 次。

（2）注解：手阳明经脉"贯颊，入下齿中"，此正为颞下颌关节所居之所，经脉直接经过面颊部。合谷为手阳明大肠经之原穴，气血充盛之处，是治疗牙关不利、颞颌疼痛的要穴，故有"面口合谷收"之说。本穴若与太冲合用则更能提高治疗效果，太冲为肝经之原穴，肝经行于口腔颊部内侧；合谷为大肠经之原穴，大肠经行于口腔面颊部外侧，二穴合用可直接疏调面颊部经脉气血，故疗效显著。笔者以此二穴治疗多例相关患者，获效满意。如笔者的一名学生，因患本病曾用其他方法治疗，在他处也于患处行针灸疗法，均乏效，遂求治于笔者，经针刺二穴后 1 次即获显效，治疗 3 次后诸症消失。

二、刺血疗法

太阳

（1）操作方法：取患侧太阳穴，常规消毒后，用一次性刺血针头点刺放血加拔罐 10 分钟，使之出血 3~5ml，每周 1~2 次，一般 3 次可愈。

（2）注解：太阳穴虽然为经外奇穴，但为多条经脉的交会处，手足少阳、手太阳、足阳明均交会于此，足阳明及少阳均经过面颊及额部，所以用之有特效。同时，点刺出血可起到疏风通络、祛邪散滞的作用。

二、火针疗法

下关、颊车、颧髎

（1）操作方法：以上穴位常规消毒后，用细火针垂直进针，每穴点刺 2~3 下，深度控制在 3 分以内。前 5 天每日 1 次，之后每周 3 次。

（2）注解：下关、颊车、颧髎均为局部穴位，针刺可疏通面部经气，是治疗颞颌关节病症的常用要穴。火针治疗通过其温热效应，可改善局部气血运行，驱除风寒之邪。

第四节　落枕

落枕是颈部突然发生疼痛、活动受限的一种常见病症，为急性单纯性颈项强痛，一般多于晨起时而发生。多数患者可 4~5 日自愈，重者可迁延数周而不愈。

中医认为本病的发生多与睡眠姿势不正、枕头高低不当、颈部负重过度或寒邪侵袭颈背部等因素有关。从发病部位看，主要与督脉、手足太阳和足少阳经密切相关。针灸治疗本病具有较佳的疗效，是目前治疗本病的首选方法，若治疗得当，一般 1~2 次即愈。

一、毫针疗法

1. 后溪、束骨

（1）操作方法：先取健侧后溪穴，常规消毒后，嘱患者微握拳，用 1.5 寸毫针刺入 0.8~1 寸，得气后，施以捻转提插泻法，并让患者同时活动患侧颈项部，症状可立即缓解，若不缓解再以同样的方法针刺患侧的后溪，留针 20 分钟。留针期间行针 3 次，在行针时要让患者配合做患处的活动。取束骨的方法同后溪，用 1 寸毫针直刺 0.5~0.8 寸。根据患者的病情可以仅取后溪或束骨，也可以二穴同取。当患者仅前后活动受限时取束骨即可，若仅是左右活动受限时取后溪即可，但若两个症状均存在，需二穴同取。

（2）注解：后溪为手太阳之输穴，束骨为足太阳之输穴，二穴均为输穴，《难经》言"输主体重节痛"，手足太阳经循行颈项，故可取用此二穴治疗落枕。二穴所用早有相关记载，是古医家的临床运用经验，《灵枢·杂病》言"项痛不可以俯仰，刺足太阳；不可以顾，刺手太阳也"。综上所述，在临床中项强不能顾（左右转动受限）就取手太阳小肠经输穴后溪治疗具有特效；项强不能俯仰（前后活动受限）就取足太阳经之输穴束骨治疗具有特效；若颈项左右转动及前后转动皆受影响，则后溪、束骨二穴同取。临床治疗时一定要让患者活动患处，这是获得显著疗效的一个关键点。笔者在临床上应用此法屡用屡效，效如桴鼓。可见，古代医家留下的经验是非常可靠的，学习中医应当多读古书，并深入领悟其内涵，再运用到临床中，这是针灸临床学习不可缺少的重要方法。

2. 悬钟

（1）操作方法：取患侧悬钟穴，常规消毒后，取用 2 寸毫针，针尖稍向上斜刺，得气后，施以较强的捻转提插泻法，并嘱患者活动患处，若效果不佳再用同样的手法加用健侧悬钟穴。留针 20 分钟，每 5 分钟可行针 1 次，行针时嘱患者活动患处。

（2）注解：颈侧部主要有少阳经脉循行，悬钟是足少阳胆经的穴位，所以可取用本穴治疗。但又为何独取少阳经的悬钟穴治疗呢？这是因为悬钟穴为"三阳之络"，在《针灸甲乙经》中说其"在外踝上三寸动者脉中，足三阳络，按之阳明脉绝乃取之"。足三阳络即说明足之三阳与悬钟穴有着直接的联系，针刺悬钟一穴即可以调理足三阳之气血。自古就有用本穴治疗落枕的丰富记载，如《针灸大成》载其治："……颈项强……中风手足不遂。"《类经图翼》言其主治："颈项强，手足不收，腰膝痛。"《千金要方》曰："筋骨挛痛……颈项强……皆灸绝骨（悬钟）五十壮。"可见，悬钟穴用于治疗落枕由来已久，是历代医家之经验用穴。临床每每所用，也确有佳效。

3. 听宫

（1）操作方法：取患侧听宫穴，常规消毒后，用 1 寸毫针直刺 1 寸左右，得气后，施以较强的捻转手法，嘱患者轻轻活动，留针 20 分钟，留针期间行针 3 次。

（2）注解：听宫穴为手太阳小肠经与手足少阳之交会处，针刺一穴，即可以疏调手足少阳及手太阳之气血，颈项部与三经关系密切，根据"经络所行，主治所及"的理论，可以取用本穴通调三经，通其气血。本穴且有很好的疏风散寒之功效，所以用听宫穴治疗落枕有很好的疗效。

4. 外劳宫

（1）操作方法：取健侧外劳宫，常规消毒后，用 1.5 寸毫针向手腕部斜刺 1 寸左右，得气后，施以捻转提插泻法，同时嘱患者活动患处，留针 20 分钟，期间行针 3 次。

（2）注解：外劳宫为经外奇穴，是治疗落枕的经验效穴，故该穴又名"落枕穴"。

二、皮肤针疗法

阿是穴

操作方法：经过切循按压，找出疼痛部位，常规消毒后，用一次性皮肤针轻度叩刺，使局部皮肤潮红即可，每日1次。

三、耳针疗法

颈、颈椎、神门

操作方法：穴位常规消毒后，用毫针中等刺激，持续捻转行针，同时嘱患者慢慢活动患侧颈项部。

四、拔罐疗法

大椎、肩井、天宗、阿是穴

操作方法：轻症患者，在上述穴位处用火罐直接拔罐，每日1次，每次15~20分钟。若病情较重者，可用一次性刺血针头于患处点刺放血，或用梅花针叩刺至渗血，然后再拔火罐，每日1次即可。

第五节　项痹

项痹即西医学所言的颈椎病，颈椎病是目前的高发疾病，随着手机、电脑及新时代工作类型的变化，本病发展非常迅速，由过去的老年性疾病逐渐发展到青年人群，成为年轻化、普遍化、症状多样化的现代高发疾病。主要临床表现为颈肩臂部疼痛、僵硬、酸胀、麻木，或出现头痛、眩晕及肢体疼痛、麻木等。

中医学认为，本病发生的内因为筋骨失养及督脉空虚，外因与感受外邪、跌仆损伤、动作失度有关。本病主要与督脉有关，可涉及足太阳、手太阳及手阳明经。项痹是针灸治疗的优势病种之一，通过长期临床观察来看，针灸治疗可较快地使症状改善或完全消失，预后良好。

一、毫针疗法

1. 后溪

（1）操作方法：取用健侧后溪穴，常规消毒后，用 1 寸毫针直刺 0.5~0.8 寸，得气后，施以较强的平补平泻捻转手法，并嘱患者活动患处，留针 30 分钟，每 10 分钟行针 1 次，行针时配合颈项部的活动。

（2）注解：后溪为八脉交会穴之一，通于督脉，颈椎病所伤在于椎体，所以主要病变经脉在督脉上，应当首选后溪穴。后溪是手太阳小肠经之输穴，颈部除了有督脉循行之外，其次就是手足太阳经，《灵枢·经筋》载："手太阳之筋……循颈出走太阳之前，结于耳后完骨……其病小指支，肘内锐骨后廉痛……腋后廉痛，绕肩胛引颈而痛……项筋急……"根据"经络所行，主治所及""同名经同气相求""输主体重节痛"等相关理论，所以选后溪穴治疗颈椎病，极具特效。凡颈项部牵及肩胛及上肢麻木者，后溪穴均是首选穴位。

2. 束骨

（1）操作方法：取健侧束骨穴，常规消毒后，用 1 寸毫针直刺 0.5 寸左右，得气后，施以较强的平补平泻捻转手法，留针 20~30 分钟，每隔 5~10 分钟行针 1 次，行针时嘱患者配合活动患处，每日 1 次。

（2）注解：束骨为足太阳膀胱经之输穴，足太阳膀胱经与颈项部联系密切，如《灵枢·经脉》载："足太阳之脉……从巅入络脑，还出别下项……是动则病……项如拔……是主筋所生病者……项背……皆痛。"《灵枢·经筋》载："足太阳之筋……上挟脊上项……其直者，结于枕骨……其病……项筋急。"可见足太阳膀胱经和其经筋均行于后项部，根据"经脉所行，主治所及""输主体重节痛"的理论，以及《灵枢》中关于"项如拔""项筋急""项背痛"的记载，取束骨治疗本病既有很强的理论性，也有很好的实效性。

3. 太溪

（1）操作方法：取双侧太溪穴，常规消毒后，用 2 寸毫针直刺 0.8~1.5 寸，得气后，施以捻转补法，并嘱患者活动颈项部，留针 30 分钟，每 10 分钟行针 1 次，在每次行针时仍需患者配合活动患处，7 次为 1 个疗程。

（2）注解：《灵枢·杂病》云："邪在肾，则骨痛阴痹。阴痹者，按之而不得……肩背颈项强痛，时眩。"这说明早在两千年前，古人就已经明白了肩背项痛的发病原因。肾主骨,肾虚不能濡养筋骨,故可以导致相关的疾病。太溪为肾之原穴,为补肾之要穴,既可补肾阴以滋养筋骨,也可温肾阳以柔煦筋骨,故颈椎病取用太溪治疗有标本兼治的作用。如笔者所治一患者,老年男性,七十有余,近20天反复出现眩晕、恶心、心悸、倦怠、项背强等症状,于某院检查,诊断为颈性眩晕、椎基底动脉供血不足、脑动脉硬化,并进行相关治疗,但疗效不佳。来诊时见患者精神不振,面色晦暗,两脉沉弱,舌质淡,苔少而燥。予针刺双侧太溪并施以补法2分钟,症状即缓解,留针30分钟。治疗3次后诸症消失。

二、刺血疗法

大椎

(1)操作方法:先常规消毒穴位处,然后用一次性刺血针头点刺3~5下,再行拔罐10分钟左右,使之出血5~10ml,每周1~2次。

(2)注解:大椎为颈项之门户,为督脉之穴,是诸阳经交会之处,点刺大椎放血,能够解除颈项部炎症与水肿,缓解对局部神经、血管的压迫,有效改善颈项部血液循环。从而达到调整阴阳、活血化瘀、祛邪通络的目的。早在《针灸大成》中就有取大椎穴治疗颈椎病的相关记载,其载曰"(大椎穴)主……气注背膊拘急,颈项强不得回顾"。

三、火针疗法

阿是穴(颈项部及上肢部压痛点)及颈夹脊穴

(1)操作方法:确定针刺穴位点,常规消毒后,用中粗火针迅速刺入相关穴位,深度为3~5分,隔日治疗1次,7次为1个疗程。

(2)注解:本病的发生由经脉痹阻而致,治疗当活血通经。此疗法是利用火针的温热作用,刺激颈肩部穴位,激发经气,调节脏腑,从而起到温经散寒、扶阳益气、活血通络、强筋壮骨的作用。

四、火罐与艾灸疗法

大椎、大杼、肩外俞、天宗、阿是穴

操作方法:先于上述穴位拔火罐15分钟左右,然后再在阿是穴(颈项部压痛点)、天柱、大椎用艾条施以温和灸,每穴灸15~20分钟,以患者施灸处

能耐受为度，每日 1 次，7 次为 1 个疗程。

第六节　漏肩风

漏肩风相当于西医学的肩周炎，是指以肩部疼痛，痛处固定，甚至活动受限为主症的一种疾病。因本病多发于 50 岁左右人群，所以俗称"五十肩"。本病长期不愈可导致病变局部粘连，从而出现活动受限，所以又称为"冻结肩""肩凝症"。

中医认为本病的发生与体虚、劳损、风寒侵袭肩部等因素有关。多因肩部感受风寒，阻痹气血；或劳作过度、外伤，损及筋脉，导致气滞血瘀；或年老气血不足，筋骨失养，导致肩部脉络气血不利而发生。

本病的发生与手三阳、手太阴经关系最为密切。针灸治疗肩周炎有很好的疗效，若是诊断正确，用法得当，组方合理，皆能取得立竿见影的效果。一般病程越短，病变伤的经络越少，治疗效果越好；病程越长，伤及的经络越多，或组织产生了粘连、肌肉萎缩，治疗难度就越大，需要多种方法配合运用。

一、毫针疗法

1. 三间、中渚或后溪

（1）操作方法：临床治疗时先通过切循按压找出肩部疼痛点，明确病变部位，确定病变经脉，选择对应的穴位。病在手阳明经取用三间，病在手少阳经取用中渚，病在手太阳经取用后溪，三经同病三穴均取，皆用健侧穴位。穴位常规消毒后，用常规刺法，针刺得气后必须让患者配合活动患处，每次留针 20~30 分钟，每 5~10 分钟行针 1 次，在行针时仍需要配合活动患处。每日 1 次，一般 5~7 次为 1 个疗程。

（2）注解：肩部主要与手三阳经有关，根据"经络所行，主治所及"的理论，哪一条经脉有病就取用哪一经的穴位，也就是针灸中最基本、最直接的取穴方法——循经取穴。那么取什么穴位最有效呢？《难经》言"输主体重节痛"，输穴能够治疗本条经脉循行线上的痛证，也就是各经的输穴最为有效，上述三穴均为相应经脉的输穴。这样取穴既简单又有确实的疗效，是临床治疗经络循行痛证的简单实效之法。

这种循经取穴对初期的肩痛最为有效，对病程较久、已经导致肩部功能受限，或者虚证导致的肩痛，必须配用其他穴位，或者配用其他方法一同治疗，方能达到治本的目的。笔者在临床曾治疗多名患者，确能收到立竿见影之效。如笔者正在写本书时所治疗的一名患者，中年男性，肩痛月余，曾于他处用贴敷膏药及口服药物治疗，但未好转，故来求治。经检查，疼痛在小肠经上，故针刺健侧的后溪穴，得气后，嘱患者活动患处，疼痛立解。患者连连称奇，自此对针灸深信不疑，还曾介绍多名患者来诊，用这名患者的话来说，"自此我不但是你忠实的粉丝，而且还是你忠实的义务宣传员了"。

2. 条口透承山

（1）操作方法：取用患侧条口穴，常规消毒，用3寸毫针向承山穴方向透刺，得气后，施以较强的捻转提插泻法，使针感向上传导，同时嘱患者活动患肩，留针20分钟，期间行针3次，每次行针时仍需要配合活动患处。

（2）注解：条口为足阳明胃经之穴，足阳明多气多血，针刺条口穴能鼓舞脾胃中焦之气，令其透达四肢，濡养筋骨，滑利关节，驱除风寒之邪，促使瘀滞的经脉畅通。为了加强驱除外邪的力量，有效地促进气血循行，所以治疗时透达承山。最适宜于阳明脉虚的肩周炎患者，也就是"五十肩"患者。用本法治疗肩周炎已成为临床之共识，在临床广为运用。在治疗时要嘱患者配合活动患处，对治疗有着至关重要的作用。

3. 阳陵泉

（1）操作方法：先取健侧的阳陵泉（一般多会在阳陵泉穴周围有压痛点，此时当取其压痛点。如果在健侧效果不佳时，可再取患侧的阳陵泉），常规消毒后，用2寸毫针直刺1.5寸，得气后，施以较强的捻转提插泻法，同时嘱患者活动患处，留针30分钟，每10分钟行针1次，每次行针嘱患者活动患处，每日1次。

（2）注解：阳陵泉为八会之筋会，肩周炎为筋病，阳陵泉可以统治一切筋病，所以用阳陵泉治疗肩周炎有很好的效果。许多肩周炎患者可在阳陵泉穴周围找到明显的压痛反应点，若能找到压痛反应点效果更佳。本穴最适宜疼痛部位较为广泛、波及多条经脉，或者疼痛点不能明确的患者，此时取用阳陵泉最为适宜。

二、刺血拔罐疗法

阿是穴、大椎

（1）操作方法：先找出阿是穴（最痛中心点），在大椎与阿是穴拔火罐5~10分钟，使其充血。取罐后常规消毒，病变早期患者用一次性刺血针头点刺3~5下，然后再拔火罐10分钟使之出血，以达到正常颜色为度，即出血的颜色由黑红转变为赤红；若是病变晚期患者，最好改用皮肤针叩刺，达到微微渗血，然后加以拔罐，待出血变为鲜红色为止。注意保持局部清洁，避免针孔感染。每周治疗2次。

（2）注解：在民间有"扎针拔罐病不好也去一半"之说，这一方法在民间广为运用，具有确实的疗效。拔罐刺血不但能有效祛除外感之邪，还能祛瘀，所谓"菀陈则除之"。刺血拔罐促进了局部血液循环，以达疏通经络、活血祛瘀的作用。《医学源流》言："凡血络有邪者，必尽去之。若血射出而黑，必会变色，见赤血而止，否则病不除而反有害。"

三、火针疗法

阿是穴

（1）操作方法：火针疗法最适宜功能活动受限的患者，治疗时先找出阿是穴（最痛点），常规消毒，用中粗火针在疼痛最中心点散刺3针左右，每周2次。

（2）注解：火针可以温其经脉，鼓舞人身的阳热之气，温煦肌肤，因而可驱散寒邪，疏通松解粘连的组织，使脉络通畅，疼痛自止。

四、火罐与艾灸疗法

关元、大椎、阿是穴

（1）操作方法：于关元穴施以温和灸，每次灸30分钟。再于大椎、阿是穴（最痛点）拔火罐10~15分钟，每日1次。

（2）注解：本方法最适宜于虚证患者，即"五十肩"，或者病程较久，有肌肉萎缩的患者。

第七节 肘劳

肘劳是指一种以肘部慢性劳损而致的肘部疼痛性疾病，因劳损而致，所以称之为肘劳，又有"伤筋""痹证"之称谓。可见于西医学的肱骨外上髁炎、肱骨内上髁炎。由于常见于网球运动员，所以又称为"网球肘"。一般起病缓慢，反复发作，除了好见于网球运动员之外，还常见于某些特殊工种的工作人员，如木工、钳工、水电工、矿工等。在临床上十分常见，一般治疗常缺乏有效手段，针灸治疗有特效，具有取穴少、疗效高的特点，一般经 3 次左右的治疗即可痊愈。

肘劳所损伤的筋脉主要在手三阳经筋。

一、毫针疗法

1. 曲池

（1）操作方法：取健侧曲池穴，取穴时要紧贴肱骨外上髁的边缘进针（以骨应骨），常规消毒后，取用 2 寸毫针，进针 1.5 寸左右，得气后，施以较强的捻转提插泻法，并嘱患者活动患处。留针 30 分钟，每 10 分钟行针 1 次，每次行针嘱患者同时活动患处。一般 3 次可愈。

（2）注解：曲池为手阳明大肠经的合穴，具有通络、止痛的功能，对关节疼痛具有特效作用，如《玉龙歌》云："两肘拘挛筋骨连，艰难动作欠安然，只将曲池针泻动。"《马丹阳天星十二穴治杂病歌》云："曲池拱手取，屈肘骨边求。善治肘中痛，偏风手不收，挽弓开不得，筋缓莫梳头。"均是记载取用曲池穴治疗肘痛的经验。治疗本病取用健侧穴，也是根据古医家的"巨刺法"，运用"左病针右，右病针左"的原则，这也是早在《内经》中就提出的用穴方法，这种方法在现代临床中被称之为"等高对应取穴"。笔者在治疗痛证时常以此方法来取穴，功效确实。并结合贴骨进针法，这是体应针法的一种运用，是以骨治骨的方法，就如上述歌赋所言"屈肘骨边求"，即紧贴骨缘进针，疗效更佳，具有事半功倍之效。笔者在临床治疗时常配合患侧的三间穴，三间穴为手阳明之输穴，"输主体重节痛"，用三间与曲池一起针刺，可相互感应，治疗效果会更佳。

2. 犊鼻

（1）操作方法：取健侧犊鼻穴，常规消毒后，用2寸毫针向后内斜刺1~1.5寸，得气后，施以较强的捻转手法，同时嘱患者活动患处，留针20~30分钟，每5~10分钟行针1次，每次行针时同时嘱患者活动患处。

（2）注解：犊鼻穴为足阳明胃经穴位，肘劳的疼痛部位处在手阳明经处，这是同名经的运用，"同名经同气相求"，且早在《内经》中就记载有"上病针下，下病针上"的原则。根据古代这些治验，所以选择健侧犊鼻穴，这种方法在现代临床中被称为"上下对应取穴法"，是笔者在临床上治疗痛证的常用方法，这种取穴法具有用穴少、疗效高、作用快的优势特点。

二、火针疗法

阿是穴

（1）操作方法：通过仔细切循按压，找到最明显的压痛点（阿是穴），予常规消毒后，取用中粗火针烧至亮白，迅速点刺1~3下，用无菌干棉球按压针孔。若一次不愈，隔日行第2次治疗。

（2）注解：网球肘属于"伤筋"范畴，为肘部气血不通，筋失濡润所致，为经筋病，《灵枢·经筋》云："治在燔针劫刺也。"火针治疗以温通经脉、活血舒筋，从而达到"通则不痛"的目的。通过笔者临床长期观察来看，火针治疗本病有确实的疗效，且具有操作简单、见效快捷的特点，一般治疗1~3次可愈。

三、浮针疗法

（1）操作方法：疼痛位于肱骨外上髁偏上方时，可从上臂向肘部进针；疼痛位于偏下方及肱桡肌处时，可从前臂向肘部进针。根据浮针常规操作方法进针。

（2）注解：浮针治疗本病具有较好的疗效，若单独用浮针治疗一般需要连续治疗3次以上方能巩固，若与火针配合运用可有效提高临床疗效，二者有相得益彰之效。笔者一般是火针与浮针同时使用，通过长期的临床观察发现，二者合用多可在2~3次即达痊愈。

第八节 手腕痛

手腕痛是由多种原因导致的以手腕部疼痛为主症的一种常见临床症状。导致手腕部疼痛的最主要原因以慢性劳损或跌仆闪挫为常见，由慢性劳损而致者为逐渐发病，由跌仆闪挫而致者为伤后即刻出现疼痛。目前一般治疗方法均见效缓慢，而针灸治疗具有较好的效果，是临床值得推广的优势方法。

手腕疼痛在内侧的为手三阴筋脉损伤，疼痛在手腕外侧的为手三阳筋脉损伤。

一、毫针疗法

当压痛点处于太渊穴周围时，常取用照海（健侧）穴。

当压痛点处于养老穴周围时，常取用申脉（健侧）穴。

当压痛点处于阳池穴周围时，常取用丘墟（健侧）穴。

当压痛点处于阳溪穴周围时，常取用商丘（健侧）穴。

当压痛点处于腕部正中周围时，常取用解穴（健侧）穴。

（1）操作方法：通过切循按压，确定病患位置，根据病患位置选择相对应的穴位针刺。在对应的穴位处一般都能找到相应的反应点，按压疼痛，若找到准确的反应点，针刺效果极佳。确定针刺穴位后，予常规消毒，在相应的穴位处常规针刺，得气后，施以较强的捻转泻法，并嘱患者活动患处，留针20分钟，每5分钟行针1次，在每次行针时嘱患者活动患处。

（2）注解：治手腕病取足踝部，是"对应取穴法"理论的应用，这一理论早在《内经》中就有明确的运用，如《灵枢·终始》中言："病在上者下取之，病在下者高取之。"这是针灸远道取穴的重要理论，在治疗痛证时极为常用。在《素问·阴阳应象大论篇》中又言："善用针者，从阴引阳，从阳引阴，以右治左，以左治右。"就是说右侧有病取左侧穴位治之，左侧有病取右侧穴位治之，所以取穴时均以健侧用穴。以上用穴均是根据这些理论取穴，具有用穴少、作用快、疗效佳的优势。笔者通过长期的临床观察发现，这种治疗方法具有良好的效果，一般治疗1~3次即可愈，若在局部或相应井穴处配合使用刺血疗法会有更好的效果。笔者在临床上曾以本法治疗多例相关患者，取效良好。如曾治疗的一名患者，为市级骨科医院的医生，因慢性劳损而出现腕管综合征，在本院行封闭及口服药物治疗，始终未愈，但又不想手术治疗，故来诊。其疼痛部位以阳池穴为中心点明显，故针刺健侧丘墟穴，针后嘱患者活动患处，疼痛即明显缓解，患者连连称奇。此患者在刚就诊时，对疗效还半信半疑，针刺后即对针灸深信不疑，痊愈之后还介绍多名颈肩腰腿痛患者来行针灸治疗。

二、火针疗法

阿是穴

（1）操作方法：仔细切循按压，找到最明显的压痛点（阿是穴），常规消毒后，取用中粗火针烧至亮白，迅速刺入已选定的穴位，进针角度依解剖位置而定，进针2~3分，不留针，速进速出。外伤瘀血肿胀者让其自然出血，每周治疗2次，至症状消失。

（2）注解：局部施以火针，以外来之火资助内生之火，增强推动气血循行之动力，温散结聚，鼓舞气血运行，从而达到通经活络、消肿止痛的作用。

三、浮针疗法

阿是穴

（1）操作方法：确定相应疼痛点（阿是穴），按照浮针疗法确定进针点，常规消毒后，用浮针疗法常规操作。

（2）注解：通过临床疗效看，浮针疗法对本病有较好的效果，采用浮针疗法时可以配合火针或刺血疗法，能够明显提高疗效。

四、刺血疗法

阿是穴及疼痛点所属经络的井穴

（1）操作方法：首先确定病痛点（阿是穴），明确病变经脉，先于阿是穴处常规消毒，行点刺放血加拔罐疗法，使之出血。再在疼痛所属经络之井穴点刺出血，使之出血10滴左右即可。每周2次。

（2）注解：点刺出血对本病有很好的疗效，跌打损伤者重用阿是穴刺血，正所谓"跌打损伤破伤风，先于痛处下针攻"。如果是腕管综合征及手腕部劳损性疾病，于相应的井穴点刺放血效果极佳，特别是对伴有手指麻木者。点刺出血，有疏通经气、调理气血的作用，可以通经止痛、调血、濡养筋骨。

第九节　手指痛

手指疼痛可由多种情况导致，并且症状的轻重程度相差很大，可由一般的手指外伤，或是慢性劳损导致，也有由类风湿等复杂的全身疾病而致者，所以临床治疗时应综合分析，因人而异。各种疾病所致的手指疼痛均可以参照本节介绍的方法处理。

一、毫针疗法

1. 尺泽

（1）操作方法：取患侧尺泽穴，常规消毒，用1寸毫针紧贴肌腱直刺0.5~0.8寸，得气后，施以较强的捻转提插泻法，留针20分钟，每5分钟行针1次。

（2）注解：尺泽穴位于肘部大筋旁，针刺时紧贴大筋而刺，有以筋治筋的作用。本穴是历代治疗筋骨病的要穴，如在《肘后歌》中云"尺泽能舒筋骨疼"，《玉龙歌》记载有"筋急不开手难伸，尺泽从来要认真"。用尺泽穴针刺治疗手指疼痛确能收到良好的功效。

2. 外关

（1）操作方法：取患侧外关穴，常规消毒，用1.5寸毫针，直刺0.8~1.2寸，得气后，施以捻转泻法，留针20~30分钟，每5~10分钟行针1次。

（2）注解：外关穴为三焦经之络穴，有联络心包的作用，具有疏风解表、疏经通络的功效，因此外关穴是治疗经脉痹阻而致上肢痿痹之要穴。医籍中多有用本穴治疗手指痛的记载，如《太平圣惠方》记载其："主肘腕酸重屈伸难，手十指尽痛不得握。"《针灸大成》云其主："五指尽痛，不能握物。"可见，古医家有用外关穴治疗手指痛的丰富经验，这是历代医家实践经验的总结。

3. 五虎一

（1）操作方法：一般选健侧穴位，常规消毒后，用1寸毫针直刺2分深，得气后，施以捻转手法，并嘱患者活动患指，留针 20 分钟，每 5 分钟行针 1 次，每次行针时均需要患者配合活动患指。

（2）注解：五虎一穴为董氏奇穴，因治疗手指痛极具特效，所以引用于此。五虎一穴在大指掌面第一节外侧，每 2 分 1 穴，共 5 穴，被称为五虎穴，5 穴自上而下，即自指尖向手掌顺数，第 1 个穴点即是五虎一。笔者在临床中以五虎一、二穴治疗多例手指痛患者，取效极佳。如曾治疗笔者的一名学生，无名原因出现中指疼痛 5 天，即针刺本穴，针后 10 分钟疼痛即明显缓解，治疗 2 次即痊愈。

二、刺血疗法

患指的井穴或指尖

（1）操作方法：选取患指的井穴或是患指的指尖，先用力挤捏患指数次，局部常规消毒，捏紧患处，用一次性刺血针头点刺出血，然后用力挤捏出数滴血，一般 5 滴以上即可。隔日治疗 1 次。

（2）注解："菀陈则除之"，刺血可去除瘀滞，通过刺血祛瘀而促进血液循环，因"不通则痛"，井穴或指尖刺血有利于患指气血运行，不仅可以活血消肿止痛，而且可以去除瘀血，从而使患指达到"通则不痛"的目的。

三、火针疗法

阿是穴

（1）操作方法：确定病痛点（阿是穴），常规消毒后，用细火针迅速点刺 1~3 下，针刺深度 1~2 分。每周 2~3 次。

（2）注解：火针对手指痛的治疗有较好的疗效，尤其是慢性疼痛，通过火针治疗，可有温阳散寒、通经活络的作用。针刺患处局部穴位可调和气血，疏通经络。

第十节　足跟痛

足跟痛是指跟骨下面、后面的疼痛，临床上较为常见，主要包括西医学中的趾筋膜炎、跟部滑囊炎、跟骨综合征、跟下脂肪垫不全、跖骨融合等多种疾病。属于中医"痹证"范畴，其病因主要为长期劳损、外伤及风寒湿邪侵袭，致使足跟部经脉阻滞不通，不通则痛。

目前临床常用的疗法对足跟痛的治疗尚不理想，针灸治疗具有较好的作用，若能处理得当，多数患者的症状可在1周内消失，具有十分可靠的疗效。

足少阴肾经"循内踝之后，别入跟中"，因此，足跟痛主要归属于足少阴肾经。

一、毫针疗法

1. 大陵

（1）操作方法：在健侧的大陵穴周围切循按压找到明显压痛点（若健侧没有压痛点，再在患侧寻找压痛点，若患侧也没有，则常规针刺健侧大陵穴），常规消毒后，用1寸毫针直刺0.5~0.8寸，得气后，施以捻转泻法，同时嘱患者用力活动患处，留针30分钟，每10分钟行针1次，每次行针时仍让患者活动其患处。

（2）注解：用大陵穴治疗足跟痛已得到了针灸界的共识，具有特效，在临床中广为运用，这是根据对应取穴原理进行的运用，手掌跟对应足跟，针刺治疗具有确实的作用。

2. 下关

（1）操作方法：取患侧的下关穴，常规消毒后，用1.5寸毫针直刺1寸左右，得气后，施以捻转手法，并嘱患者活动患处，留针20分钟，每5分钟行针1次，行针时注意让患者活动患处。

（2）注解：下关穴为足阳明胃经的穴位，足阳明胃经多气多血，本穴有益气通络、消肿止痛的作用，所以用于治疗足跟痛有很好的疗效。笔者临床长期运用本穴治疗足跟痛，获效确切，屡试屡效。如曾治疗一名男性患者，51岁，足跟痛3月余，曾在某医院检查，诊断为跟骨骨刺，因用药治疗一直未效而来诊。但患者特别惧针，故仅针刺患侧的下关穴，经3次治疗后症状明显好转，5次症状消失。

3. 太溪

（1）操作方法：取患侧太溪穴，常规消毒后，用1.5寸毫针直刺1寸左右，得气后将针稍提起，针尖向水泉方向斜刺，施以捻转手法，使针感向足底部传导，留针 30 分钟，每 10 分钟行针 1 次。

（2）注解：用本穴治疗虚性足跟痛，也即慢性足跟痛有极佳的疗效。太溪为足少阴肾经原穴，足少阴肾经"循内踝之后，别入跟中"，慢性足跟痛多责之于肾，因此针刺肾经原穴太溪，既可以增强补益肾精的作用，又可以输送肾精和气血到达病变部位，故可使病症迅速痊愈。

二、刺血疗法

委中

（1）操作方法：取患侧委中穴，常规消毒，用一次性刺血针头点刺放血，若出血顺利可让其自然出血，色变血止；若出血不畅，可加拔罐。每周治疗 1~2 次。

（2）注解：《灵枢·邪客》载："肺心有邪，其气留于两肘；肝有邪，其气留于两腋；脾有邪，其气留于两髀；肾有邪，其气留于两腘。"说明肾有邪气则在腘窝部滞留，足跟部为肾经所行，肾所主，故治疗足跟痛在委中穴处刺血有特效。

三、火针疗法

阿是穴、太溪、大钟

（1）操作方法：取用患侧穴位，常规消毒，用中粗火针，将针烧至白亮时速刺疾出，出针后用无菌干棉球按压针孔片刻。阿是穴（压痛点）可点刺 2~3 下，太溪与大钟点刺一下即可，针刺深度 3~5 分，每隔 5 天治疗 1 次。

（2）注解：火针点刺局部痛点，具有温通经络、祛风除湿、活血止痛之效。《灵枢·经筋》载："治在燔针劫刺，以知为数，以痛为输。"用火针治疗患处是基本方法，通过火针的治疗，能够迅速消除或改善局部组织的水肿、充血、粘连等病理变化，促进慢性炎症吸收，火热的针体直达患处，可使粘连的组织得到松解。太溪为肾经原穴，大钟为肾经络穴，二者能够补益肾精，火针用之，可增加阳气，使气血调和，从而濡润筋骨，达到有效治本的目的。

第十一节 踝关节扭伤

踝关节扭伤是指踝关节组织韧带损伤引起的踝关节肿胀、疼痛，导致其活动受限的一种病症，踝关节是全身最易损伤的关节之一，常因活动时踩空、弹跳或用力不当等导致。

疼痛在外踝下方，病在足太阳；疼痛在外踝前下方，病在足少阳；疼痛在内踝下方，病在足少阴；疼痛在内踝前下方，病在足太阴。

一、毫针疗法

1. 养老

（1）操作方法：在健侧养老穴周围切循按压，找到反应点，然后常规消毒，用1寸毫针直刺0.5~0.8寸，得气后，施以捻转泻法，并嘱患者活动患处，留针20分钟，每5分钟行针1次，行针时嘱患者活动患处。

（2）注解：养老穴为手太阳经的郄穴，适宜于疼痛在外踝下方或外踝后方（足太阳部位）的患者，手太阳对应足太阳，因此多用本穴治疗足踝痛，这是对应取穴理论的运用，这种取穴方法具有取穴少、疗效高的特点。

2. 阳池

（1）操作方法：在健侧阳池穴周围切循按压，找到反应点，然后常规消毒，用1寸毫针直刺0.5~0.8寸，得气后，施以捻转泻法，嘱患者活动患处，留针20分钟，每5分钟行针1次，行针时嘱患者活动患处。

（2）注解：阳池穴为手少阳经的原穴，适宜于疼痛在外踝前下方部位（相当于胆经丘墟穴部位）的患者，这也是对应取穴理论的运用，手少阳对应足少阳，为同名经取穴法，这种取穴方法具有取穴少、疗效高的特点。

3. 太渊

（1）操作方法：在健侧太渊穴周围切循按压，找到反应点，然后常规消毒，用1寸毫针直刺0.5~0.8寸，得气后，施以捻转泻法，嘱患者活动患处，留针20分钟，每5分钟行针1次，行针时嘱患者活动患处。

（2）注解：太渊穴适宜于疼痛在内踝下方部位（相当于足少阴肾经部位）

的患者。

4. 阳溪

（1）操作方法：在健侧阳溪穴周围切循按压，找到反应点，然后常规消毒，用1寸毫针直刺0.5~0.8寸，得气后，施以捻转泻法，嘱患者活动患处，留针20分钟，每5分钟行针1次，行针时嘱患者活动患处。

（2）注解：阳溪穴适宜于疼痛在内、外踝之间部位（相当于足太阴脾经商丘穴部位）的患者。

5. 外关

（1）操作方法：取健侧外关穴，常规消毒后，用1.5寸毫针直刺1寸左右，得气后，施以捻转提插泻法，嘱患者同时活动患处，留针30分钟，每10分钟行针1次，行针时嘱患者活动患处。

（2）注解：外关为手少阳经络穴，并为八脉交会穴之一，通于阳维脉，阳维脉"从足跟外侧，上经外踝"，所以外踝扭伤时可取用。因此针刺外关穴既能疏通少阳经气，又能通调阳维脉，从而达到舒筋止痛的作用，以治疗外踝扭伤。写到此处，笔者忆起十余年前教的一名西学中的学生，西医临床多年，后于我处学习针灸。在跟随笔者学习期间，他遇到了一名因打篮球而致外踝关节扭伤的患者，当时这名学生尚不能辨证，只记得用外关穴可以治疗外踝扭伤，所以仅在健侧的外关穴针刺，治疗后效果非常显著，一次治疗症状就基本缓解了。第2天，这名学生见到笔者后言其用外关穴治疗的效果，非常高兴，后来又专门撰写了西医与针灸治疗本病优势性比较的文章。

6. 小节

（1）操作方法：取健侧小节穴，常规消毒后，用1.5寸毫针向大陵穴（掌根）方向进针，得气后，施以捻转提插泻法，嘱患者活动患处，留针20~30分钟，每5~10分钟行针1次。

（2）注解：本穴为经外奇穴，在董氏奇穴中被称为小节穴，因治疗踝关节扭伤极具特效，所以在传统针灸中被称为踝灵穴，无论内、外踝扭伤皆能治疗。其定位在大指本节掌骨旁，赤白肉际处（大拇指内收，握拳取穴）。笔者在临床以本穴治疗数例踝关节扭伤患者，均具有特效。

二、刺血疗法

阿是穴

（1）操作方法：在阿是穴（关节最肿胀的地方）点刺放血加拔罐。

（2）注解：因踝关节局部瘀血肿胀，以致经脉痹阻，不通则痛。依据"跌打损伤破伤风，先于痛处下针攻"的原则，将瘀血放出，使邪有出路，经脉畅通，以达"通则不痛"的目的。

三、皮肤针与艾灸疗法

阿是穴

（1）操作方法：阿是穴（压痛点）常规消毒后，用一次性皮肤针叩刺出血，然后再用艾条温和灸 10~15 分钟，每日 1 次。

（2）注解：本法对病程较久、陈旧性损伤者，有特效。

四、火针疗法

阿是穴

（1）操作方法：确定针刺穴位点（损伤处的经穴，每次选取 3~5 穴），常规消毒所用穴位，用中粗火针点刺 2~3 分深，每穴点刺 2~3 下。若针刺后出血，任其瘀血外出。急性期每 2~3 日治疗 1 次，慢性期每 5~7 日治疗 1 次。

（2）注解：踝关节扭伤疼痛的主要原因是扭伤部位气血瘀滞，治疗主要以活血化瘀、通经活络、消肿止痛为主。根据《素问·调经论篇》"病在筋，调之筋"的理论，在患处"以痛为输"，取压痛点用火针针刺去除瘀血。火针疗法通过其独特的"开门祛邪"之法，有很好的活血化瘀、通经活络、消肿止痛作用。

第十二节　膝痛

膝痛是指各种原因引起的膝关节疼痛，膝关节是人体最大且构造最复杂的关节，因此导致膝关节疼痛的疾病极为常见，可见于西医学的膝关节侧副韧带损伤、胫骨内髁炎、髌下脂肪垫劳损、髌骨软化症、半月板损伤、膝关节骨性关节炎等。

膝痛属于中医学"痹证""骨痹""伤筋"等范畴，中医学认为，膝关节过度运动、劳伤、牵拉或遭受扭、闪、挫伤等，引起筋骨、络脉损伤，以致经气运行受阻，气血壅滞于局部，活动受限，久则肝肾亏虚，脉络失和，造成膝痛。

一、毫针疗法

1.尺泽

（1）操作方法：在针刺前先于健侧尺泽穴周围切循按压找出痛点，然后常规消毒，就其反应点而针之，用2寸毫针直刺1.5寸，得气后，施以捻转提插泻法，同时嘱患者加强患处局部的活动，留针30分钟，每10分钟行针1次，行针时嘱患者活动患膝。

（2）注解：尺泽穴用于膝痛治疗是依据对应取穴原理，肘关节对应膝关节，内侧对应内侧，所以只有内侧膝痛（脾经位置）的时候才会在尺泽部位出现压痛反应点，也只有在压痛反应点明显的时候针刺才有显著疗效。关于用尺泽治疗筋骨痛的记载有很多，如《肘后歌》中言"鹤膝肿劳难移步，尺泽能舒筋骨疼"。

2.曲池

（1）操作方法：在针刺前先于健侧曲池穴周围找出压痛点，一般多在肱骨外上髁的边缘，再常规消毒，用2寸毫针直刺1.5寸，得气后，施以捻转提插泻法，并嘱患者活动患膝，留针30分钟，每10分钟行针1次，行针时嘱患者活动患膝。

（2）注解：用曲池穴治疗膝痛的原理与尺泽穴相同，也是对应取穴，因此取曲池穴治疗膝痛，主要是针对膝关节外侧的疼痛，临床疗效极为满意，是笔者治疗膝痛的常用穴位之一。早在《治病十一证歌》中就有"肘膝疼时刺曲池，进针一寸是相宜。左病针右右针左，仅此三分泻气奇"的说法。

3.内关

（1）操作方法：取健侧内关穴，常规消毒，用1.5寸毫针直刺1寸左右，得气后，施以捻转提插泻法，嘱患者活动患膝，留针30分钟，每10分钟行针1次，每次行针时均配合患处的活动。

（2）注解：内关为心包经之络穴，心主血脉，心包代心受邪，所以心包也主血脉，故能通调气血；中医认为，不能屈伸、受阻之象，为"艮"也，灵龟八法中认为"艮八属内关"，故用内关治疗膝关节屈伸困难，一般针刺后即可见效，对膝关节内、外侧及正中部位的疼痛皆有显著疗效，是治疗膝痛的效验穴。

二、火针疗法

阿是穴、内膝眼、外膝眼（犊鼻）

（1）操作方法：首先于患处仔细切循按压，找出膝关节周围的压痛点（阿是穴），再定位好内、外膝眼穴，局部常规消毒后，选用中等粗细火针，将针烧至通红，每穴快速点刺2~3下，针刺3~5分。急性者隔日1次，慢性者每周2次。

（2）注解：膝痛的发生多为风、寒、湿邪侵袭留注关节而发病，火针能温通经脉，鼓动正气以达祛风、散寒、除湿之效，邪去则经络舒缓，气血运行流畅，疼痛自止。火针治疗膝痛有着非常确实的功效，是笔者治疗膝痛不可缺少的治疗方法，一些顽症痹痛亦能够迎刃而解。内、外膝眼是风寒入侵及客居之地，所以在此处行火针，可以祛除风、寒、湿邪。

三、刺血疗法

1. 阿是穴、厉兑或隐白

（1）操作方法：先于患处确定疼痛点（阿是穴），常规消毒后，用一次性刺血针点刺出血，加拔火罐10分钟，使之出血。若内侧损伤加用隐白穴点刺出血，使之出血十几滴即可；若外侧损伤加用厉兑点刺出血，也使之出血十几滴即可。

（2）注解：本法对膝关节急性损伤有较好的疗效，获效迅速。若配合毫针运用，作用更佳，笔者在临床一般与毫针同用。

2. 魄户、膏肓、神堂

（1）操作方法：取患侧穴位，即左有病取左侧穴位，右有病取用右侧穴位，双侧有病两侧同取。常规消毒后，用一次性刺血针点刺出血，加拔火罐5分钟左右。

（2）注解：此三穴在本病的运用是根据董氏奇穴三金穴理论进行的发挥，

董氏奇穴中的三金穴分别与魄户、膏肓、神堂相应。《素问·骨空论篇》中言："膝痛不可屈伸，治其背内。"以上穴位均在背内，在此处刺血治疗膝痛具有确实的作用，尤其对慢性久年之膝痛，疗效更佳，可有立起沉疴之效。笔者用上述穴位在临床治疗多例各种原因导致的顽固性经年膝痛，均取得了显著疗效。

第十三节　坐骨神经痛

坐骨神经痛是指坐骨神经通路及其分布区（臀部、大腿后侧、小腿后外侧和足部外侧）内的疼痛。有原发性和继发性两类。原发性坐骨神经痛又称为坐骨神经炎，目前病因尚不明确，临床发病较为少见；继发性坐骨神经痛是由于其他疾病使坐骨神经通路受周围组织或病变压迫或刺激所致，一般多为一侧发病，临床极为常见，是坐骨神经痛发生的主要原因。根据受损部位通常又分为根性坐骨神经痛和干性坐骨神经痛两种，临床中以根性多见，属于中医学的"腰腿痛""坐臀风""腿股风""痹证"等范畴。

中医学认为本病的发生主因感受外邪、跌仆闪挫，从而导致局部气血瘀滞，不通则痛。其病变经脉主要在足太阳、足少阳两经。针灸治疗坐骨神经痛效果显著，无论即时疗效还是远期疗效皆较好，但痊愈后，要注意调理，以防复发。

一、毫针疗法

1. 后溪

（1）操作方法：取健侧后溪穴，常规消毒后，用1.5寸毫针直刺1寸左右，得气后，施以捻转提插泻法，嘱患者同时活动患肢，留针30分钟，每10分钟行针1次，每次行针的同时注意活动患肢。每日1次，7次为1个疗程。

（2）注解：本穴用于足太阳膀胱经病变患者，后溪为手太阳经之输穴，根据同名经同气相求之理，病在足太阳，取之手太阳，下病上取，"输主体重节痛"，故取后溪穴。又根据左病右取、右病左取的取穴原则，所以用健侧的穴位。若在治疗时，配用患侧足太阳膀胱经之输穴——束骨治疗，其效更佳。

2. 外关

（1）操作方法：取健侧外关穴，常规消毒后，用 1.5 寸毫针直刺 1 寸左右，得气后，施以捻转提插泻法，嘱患者同时活动患肢，留针 30 分钟，每 10 分钟行针 1 次，在每次行针的同时均活动患肢。每日 1 次，7 次为 1 个疗程。

（2）注解：本穴用于病在足少阳胆经的患者，外关为手少阳三焦经之络穴，又为八脉交会穴之一，通于阳维脉，能祛风散寒除湿。本病多因感受风寒湿邪所致，所以用本穴可取效。根据同名经同气相求之理，病在足少阳，取之手少阳，下病上取，左病右取，右病左取，所以取用健侧的外关穴治疗具特效。若治疗时配用患侧的足少阳胆经之输穴——足临泣，其效更佳。

3. 上肢对应点

（1）操作方法：确定穴位后，常规消毒，用 2 寸毫针根据针刺部位直刺 1 寸左右，得气后，施以较强的手法，嘱患者同时活动患肢，留针 30 分钟，每 10 分钟行针 1 次，每次行针均嘱患者活动患处，每日 1 次。

（2）注解：此取穴原理是根据对应取穴的思想，也就是根据"下病取上"的原则，取健侧上肢的对应部位，即上下对应点。如痛在腘窝，针刺健侧肘窝压痛点；若痛在臀部，针刺对侧的三角肌中点。以此类推，一般会在对应部位找到压痛反应点，若在压痛反应点针之，具有作用快、取穴少、疗效高的特点，反应点位置越准确，其疗效也就越好。如笔者曾治疗的一名患者，男性，28 岁，左侧坐骨神经痛 20 余天，经各种方法治疗仍不能完全缓解，主要表现为左臀部麻胀、疼痛难忍。笔者于健侧的三角肌处切循按压找到了一处明显的压痛点，在此处用针，施以较强的捻转手法，并嘱患者以不同方式活动臀部，症状即缓解，治疗 3 次而愈。

二、刺血疗法

阿是穴、委中

（1）操作方法：首先找到最痛的中心点（阿是穴），常规消毒，分别在阿是穴与委中穴点刺放血，加拔罐 10~15 分钟，出血总量控制在 5ml 左右，每周治疗 1~2 次。

（2）注解：《灵枢·经脉》记载足太阳膀胱经的病候为"腰似折，髀不可以曲，腘如结，踹如裂"，这些症状正是本病的基本表现，也是本病多属足太阳的依据。由于各种原因损伤筋脉，导致气血瘀滞，不通则痛，根据"菀陈则除之"的理论刺血解瘀而化滞。委中穴为足太阳膀胱经的合穴，本穴在古代被称为"血郄"，以其多以放血为治，故于本穴行放血疗法治疗本病疗效显著。

三、火针疗法

病在足太阳经：秩边、殷门、委中、承山、昆仑、阿是穴。

病在足少阳经：环跳、风市、阳陵泉、悬钟、阿是穴。

（1）操作方法：常规消毒，取用中等粗细火针，烧红后迅速刺入确定好的穴位，根据所在部位刺入一定深度。隔日治疗 1 次，7~10 次为 1 个疗程。

（2）注解：本病的发生主要因劳伤闪挫或风、寒、湿、热诸邪侵淫筋脉，导致气血凝滞，经络不通，治疗当行气血、通经止痛。火针疗法可以驱邪外出，疏通经络，达到通则不痛的治疗效果。针刺阿是穴是根据"以痛为输"的取穴思想，针刺足太阳膀胱经及足少阳胆经的相关穴位，是根据"经络所行，主治所及"的取穴理念用穴。

第十四节　急性腰扭伤

急性腰扭伤在临床中极为常见，是腰部软组织因外力作用突然受到过度牵拉而引起的急性撕裂伤，表现为伤后突然出现腰部疼痛，以活动受限为主要特点，俗称"闪腰""岔气"。

急性腰扭伤是针灸治疗的优势病种，具有用穴少、作用快、疗效高的特点，若能治疗得当，一般均有立竿见影之效，多数可在 1~2 次即达痊愈。

其病变的主要经脉在督脉与足太阳膀胱经。

一、毫针疗法

1. 后溪

（1）操作方法：取健侧后溪穴，常规消毒，用 1.5 寸毫针直刺 1 寸左右，得气后，施以捻转提插泻法，嘱患者活动患处，留针 20~30 分钟，每 5~10 分钟行针 1 次，每次行针的同时嘱患者活动患处。

（2）注解：后溪为手太阳小肠经之输穴，手太阳与足太阳为同名经，"同名经同气相求""输主体重节痛",所以用后溪穴治疗足太阳膀胱经疼痛有较好的疗效。后溪穴又为八脉交会穴之一,通于督脉,所以用后溪穴治疗督脉损伤有特效。如果腰扭伤既在督脉上,又在膀胱经上,用后溪最具特效,是首选的穴位。如笔者曾治一患者,女性,35岁,一天上午因在搬抬重物时突感"闪腰",继而出现疼痛,午后疼痛明显加重,不能俯仰转侧,行走困难,腰部肌肉明显发硬,检查发现在第2~4腰椎范围内棘突间及其两侧压痛明显,腰部活动受限,其病变部位在督脉与膀胱经上,故针刺后溪即可明显缓解疼痛,使活动范围大幅度改善,经2次治疗而痊愈。

2. 水沟

(1)操作方法:取水沟穴,局部常规消毒,用1寸毫针,以45°角向上斜刺,得气后,施以雀啄泻法,并让患者活动患处,留针20分钟,留针期间行针3次,每次行针时嘱患者活动患处。

(2)注解:本穴为督脉穴位,"经脉所行,主治所及",所以适宜于疼痛在督脉的患者,具有确实的疗效,自古就有相关的运用经验,如《玉龙歌》中言"强痛脊背泻人中,挫闪腰酸亦可攻",这是对本穴治疗急性腰扭伤最经典的概括。临床也常与后溪穴合用以加强疗效。

3. 中渚

(1)操作方法:取健侧中渚穴,常规消毒,用1.5寸毫针,以30°角向腕部斜刺1寸左右,得气后,施以较强捻转泻法,并嘱患者活动腰部,留针30分钟,每10分钟行针1次,在每次行针时嘱患者活动患处。

(2)注解:中渚穴为手少阳三焦经输穴,"输主体重节痛",手少阳与足少阳为同名经,因此对疼痛在腰部外侧胆经循行线上的患者具有特效,一般多有立竿见影的效果。中渚为手少阳三焦经之输穴,三焦通行诸气,《中藏经》中言:"三焦者,人之三元之气也……三焦通,则内外左右上下皆通也。"针刺本穴有开通三焦,调畅气机,通经止痛的作用。通过手与躯干的对应关系来看,该穴应对应腰脐线,所以治疗急性腰痛疗效甚佳。

4. 手三里

(1)操作方法:取健侧手三里穴,常规消毒,用1.5寸毫针,针刺1.2寸左右,得气后,施以捻转提插泻法,同时嘱患者活动患处,留针20~30分钟,每5~10分钟行针1次,在每次行针时嘱患者活动患处。

(2)注解:本穴主要用于夹脊部位的急性腰扭伤,这与经筋的循行有关,

《灵枢·经筋》记载手阳明大肠经筋"……绕肩胛，挟脊"而行，腰部夹脊与手阳明有关，手三里为手阳明大肠经穴，所以可以用手三里治疗腰扭伤。早在《针灸甲乙经》中就记载有"腰痛不得卧，手三里主之"的运用。针刺手三里能够疏通腰部夹脊之气血，使气血运行通畅，达到通则不痛的效果。

5. 养老

（1）操作方法：取健侧养老穴，常规消毒后，用 1.5 寸毫针，针尖向肘部斜刺，得气后，施以捻转泻法，并嘱患者活动患处，使针感向肘部传导，留针 20~30 分钟，每 5~10 分钟行针 1 次，行针时嘱患者活动患处。

（2）注解：养老属于手太阳经，手太阳经通于足太阳经，并交会于督脉。养老穴为手太阳之郄穴，郄穴善治急性疼痛，故用养老穴治疗急性腰扭伤有非常好的效果。在临床上，用养老穴治疗腰扭伤多有报道，是临床治疗急性腰扭伤的常用效穴。

二、刺血疗法

委中

（1）操作方法：取患侧或双侧委中穴的瘀络处，常规消毒后，用一次性刺血针点刺瘀络使之出血，使色变血止，若出血不畅，可加拔罐，尽可能地使瘀血出尽。

（2）注解：委中穴为足太阳膀胱经的合穴，是有名的"四总穴"之一，所言"腰背委中求"之用，适宜于腰扭伤在足太阳膀胱经脉上的患者，且有特效，有血出立效的作用。委中穴在古代被称为"血郄"，适宜于刺血，是刺血的重要穴位之一，委中穴刺血具有疏通经络、活血化瘀的作用，使血液循环得到有效改善，瘀滞消散，腰痛即解。如笔者曾治一患者，男性，44 岁。晨起突感"闪腰"，腰部疼痛不适，经卧床休息后，症状加重，难以活动，曾到他处诊所贴敷膏药及口服药物，效不显，于第 3 日来诊。检查见其第 4~5 腰椎棘突两侧压痛明显，患者惧针，故仅在患侧委中穴点刺瘀络出血，血出后疼痛立见好转，已能明显活动腰部，仅感腰部轻微不适。

三、割治疗法

龈交异点

（1）操作方法：首先确定唇系带上的反应点，明确部位后，予常规消毒，用无菌手术剪刀或无菌手术刀片割治，然后用干棉球按压片刻，常规消毒即可。

（2）注解：这个反应点的出现见于督脉上有损伤者，龈交穴是督脉上的最后一个穴位，当督脉损伤后经脉瘀滞，其反应点往往会在此处出现，就此挑刺后，可通瘀化滞，使经脉通畅，达到通则不痛的目的。

四、腕踝针疗法

踝上6区、5区

操作方法：常规消毒后，用腕踝针常规操作，留针30~60分钟，留针期间嘱患者活动腰部。

五、艾灸疗法

肾俞、次髎、阿是穴（疼痛点）

操作方法：伤后24小时施灸，采用温和灸，每穴灸20分钟，每日1次。适用于素体虚弱的患者。

第十五节　慢性腰痛

腰痛是由各种原因所致的以腰部疼痛为主的一种病症，又称为"腰肌痛""腰背痛""腰腿痛"等，可见于西医学中的多种疾病，如腰肌劳损、腰椎间盘突出症、腰部骨质增生、腰部风湿、肾病等。

中医学认为，腰痛主要与感受外邪、跌仆损伤和劳欲太过等有关，与肾、足太阳膀胱经、督脉等关系密切。

腰痛是针灸治疗的优势病种之一，但是引发腰痛的原因众多，其疗效与引起腰痛的原因密切相关，因其原因不同，疗效差异性很大。所以在治疗时应当明确引发的病因，正确辨证，方能发挥出应有的疗效。

一、毫针疗法

1. 复溜

（1）操作方法：取双侧复溜穴，常规消毒，用 1.5 寸毫针直刺 1 寸左右，当针刺得气后，施以捻转补法，并嘱患者活动患处，留针 30~40 分钟，每 10 分钟行针 1 次，每次行针时嘱患者同时活动腰部患处。每日 1 次。

（2）注解：复溜穴为肾经之母穴，根据"虚则补其母"的理论，用复溜穴治疗肾虚性腰痛具有很好的疗效。"腰为肾之府"，各种腰痛的发生往往与肾气亏虚有重要关系，所以调补肾气对腰痛的治疗极其关键。《素问·刺腰痛篇》记载："足少阴令人腰痛，痛引脊内廉，刺少阴于内踝上二痏。"足少阴之脉，贯脊、属肾、络膀胱，因腰为肾之府，故足少阴发生病变可致腰痛，牵引脊内痛。复溜穴为足少阴肾经之母穴，是补肾益精的要穴，一般腰痛均有肾气亏虚之内因，针刺复溜穴能够疏导足少阴之气逆，故痛可除。

2. 昆仑透太溪

（1）操作方法：取健侧昆仑穴，常规消毒，用 2 寸毫针，向太溪穴方向针刺 1.2 寸左右，得气后，施以较强的捻转提插泻法，留针 30 分钟，每 10 分钟行针 1 次，每次行针时配合活动患处。每日 1 次，7 次为 1 个疗程。

（2）注解：昆仑为足太阳之经穴，刺之可直接疏通膀胱经之经气。太溪为肾之原穴，有强肾壮腰的作用，故透达太溪。腰部以足太阳经循行为主，由此可见，无论是肾气亏虚还是足太阳经损伤而致的腰痛，用昆仑透太溪治疗均具有特效。

3. 后溪

（1）操作方法：取健侧后溪穴，常规消毒，用 1.5 寸毫针直刺 1 寸左右，得气后，施以捻转泻法，并嘱患者活动患处，留针 30 分钟，每 10 分钟行针 1 次，行针时嘱患者活动患处。每日 1 次。

（2）注解：后溪为八脉交会穴之一，通于督脉，所以可以治疗腰背督脉上的疼痛。后溪穴又为手太阳小肠经之输穴，手太阳小肠经与足太阳膀胱经脉气相通，所以用后溪穴治疗一侧或两侧足太阳膀胱经循行线上的腰痛有极佳的疗效。由此可见，用后溪既可以治疗腰部正中的疼痛，也能治疗腰部两侧的疼痛，对腰痛具有广泛的治疗作用。又因其位于手部，取穴方便，所以本穴在腰痛的治疗中应用十分广泛，是笔者临床治疗腰痛的常用要穴之一。

4. 太冲

（1）操作方法：取健侧或双侧太冲穴，常规消毒后，用 1 寸毫针直刺 0.8 寸左右，得气后，施以较强的捻转泻法，并嘱患者活动患处，留针 30 分钟，每 10 分钟行针 1 次，在每次行针时令患者活动腰部。

（2）注解：《灵枢·经脉》记载："肝足厥阴之脉……是动则病，腰痛不可以俯仰……"说明足厥阴肝经发生异常变动，就会出现腰痛不可前俯后仰的临床表现。什么情况下可取用足厥阴肝经的穴位呢？《素问·刺腰痛篇》又记载："腰痛……少腹满，刺足厥阴。"也就是说腰痛伴少腹胀满，就是属于足厥阴肝经的病变。足厥阴之脉抵少腹，寒湿之邪袭于肝经，经气上逆，气血失于和畅，故可出现腰痛并伴有少腹胀满不适。针刺可取足厥阴肝经的太冲穴进行治疗。《针灸甲乙经》载："腰痛，少腹满，小便不利如癃状……刺足厥阴。"太冲为足厥阴的原穴，刺之可疏泄足厥阴之经气，使经络和畅，诸症可解。

二、刺血疗法

委中、阿是穴

（1）操作方法：首先确定局部痛点或压痛点（阿是穴），然后在确定的阿是穴与委中穴处的瘀络常规消毒。用一次性刺血针在阿是穴点刺出血，并加拔罐 10 分钟左右。然后再在委中处的瘀络点刺放血，若出血顺畅使血色变即止，出血不畅则加拔罐。每周 2~3 次，根据病情轻重与出血量的多少而定。

（2）注解：《灵枢·九针十二原》云："菀陈则除之。"《灵枢·小针解》云："菀陈则除之者，去血脉也。"《灵枢·寿夭刚柔》云："久痹不去身者，视其血络，尽出其血。"这些记载皆说明了刺血能排出血脉中的瘀积，解除由瘀积而造成的脉络壅滞现象，因此，刺血有祛瘀滞、通经活络的功效。《素问·刺腰痛篇》谓："足太阳脉令人腰痛，引项脊尻，背如重状，刺其郄中。太阳正经出血……"也就是说当外邪侵入足太阳经时，可取足太阳膀胱经合穴委中刺出血，以清泻足太阳经的实邪。《四总穴歌》载"腰背委中求"，就是指此而言。笔者临床运用确具实效，无论急、慢性腰痛皆效，一般有血出立效之功。

三、火针疗法

阿是穴、肾俞、腰阳关、相应夹脊穴

（1）操作方法：确定局部痛点或压痛点（阿是穴）及其他各穴的位置，并做好标记。各穴常规消毒，取中粗火针用酒精灯烧至白亮，迅速点刺以上各穴，阿是穴每穴 1~3 下，余穴各 1 下，每周 2 次。

（2）注解：引起腰痛的原因多为肾虚或劳倦调护不慎，又因风、寒、湿邪乘虚侵袭，痹阻于血脉，引起经脉失荣、筋骨失养而成腰痛。火针疗法通过穴位传导将火热直接导入人体，即外来之火资助内生之火——阳气，故有温经通络、祛风除湿、活血止痛之功。腰阳关为腰部阳气通行之处，配合相应的夹脊穴和局部阿是穴，具有温煦阳气、激发经气、疏散邪气的功效，肾俞为肾的背俞穴，腰为肾之府，可以温煦肾脏，因此用火针针刺以上穴位治疗腰痛具有卓效。

四、艾灸疗法

肾俞、关元俞、气海俞、大肠俞、阿是穴

操作方法：确定局部痛点或压痛点（阿是穴）及其他各穴位置，每次选用 2~3 穴，交替用穴，采用温和灸或麦粒灸，温和灸每穴灸 20 分钟左右，麦粒灸每穴灸 10 分钟左右，每日 1 次，对于寒湿以及虚证而致的腰痛有很好的疗效。

第十六节　骶尾痛

骶尾痛也称为尾椎痛，属于广义的腰痛范围，当疼痛连及腰部时也称为腰骶痛。是指骶椎、尾椎因各种原因而导致的疼痛，主要是因各种急、慢性软组织损伤或骨外伤或劳损而致。中医学认为，本病的发生主要与感受外邪、跌仆损伤和慢性劳损等有关，因这些因素导致骶尾部经络气血阻滞，不通则痛。

从经络学角度看，骶尾部主要与督脉和足太阳膀胱经有关，当疼痛位于正中线时为督脉经证；当疼痛位于脊柱两侧时属于足太阳经证；当疼痛向臀部、下肢部放射，并以下肢外侧为主时属足少阳经证。

针灸治疗骶尾痛疗效显著，若能诊断正确，则见效快、疗效高。

一、毫针疗法

1. 龈交穴

（1）操作方法：确定穴位，常规消毒后，用 2 寸毫针向上斜刺 0.2~0.3 寸，得气后，施以捻转手法，嘱患者活动患处，留针 20 分钟，留针期间行针 3 次，每次行针时均令患者活动患处，每日 1 次。

（2）注解：本穴适宜于骶尾痛在督脉处的患者，因为龈交穴为督脉之穴，根据"经络所行，主治所及"的理论，故可取用。且龈交穴为督脉最后一个穴位，腰骶部是督脉的起始处，一个为起点，一个为结点，故根据"首尾取穴"的理论取用龈交穴，对腰骶痛在督脉处的患者确具特效。

2. 后顶穴

（1）操作方法：取后顶穴，常规消毒后，用 1 寸毫针向后方平刺 0.5~0.8 寸，针刺得气后，施以捻转手法，并嘱患者活动患处，留针 30 分钟，每 10 分钟行针 1 次，每次行针时均令患者活动患处。每日 1 次。

（2）注解：后顶穴为督脉穴位，所以能治疗督脉循行处的病证，为何选用本穴治疗腰骶部位的疼痛呢？这是因为其所处的位置按照头骶对应的理论正对应于尾椎部位，所以用本穴治疗督脉部位的腰骶痛具有特效。通过长期的临床观察看，后顶穴治疗腰骶痛具有确实的临床疗效。

3. 鱼际

（1）操作方法：取双侧鱼际穴，常规消毒后，用 1.5 寸毫针直刺 1 寸左右，得气后，施以捻转泻法，嘱患者活动患处，留针 20~30 分钟，每 5~10 分钟行针 1 次，每次行针时均令患者活动患处。每日 1 次。

（2）注解：鱼际穴为手太阴经之荥穴，具有疏风清热、消肿止痛的作用，针刺鱼际穴可宣肺理气，使肺气下行，调理气机，使逆乱之气各归其经，以达通则不痛的目的。

4. 昆仑

（1）操作方法：取双侧昆仑穴，常规消毒，用 2 寸毫针稍向上斜刺 1.2 寸左右，以针感向上传导为佳，得气后，施以较强的捻转提插泻法，留针 30 分钟，每 10 分钟行针 1 次，每次行针时均令患者活动患处。每日 1 次。

（2）注解：昆仑穴为足太阳膀胱经之经穴，腰骶部两侧除了督脉之外，均为足太阳经所行，足太阳经脉、经别、经筋均行于腰骶部，《灵枢·经脉》记载其"所生病者……腰、尻、腘、踹、脚皆痛,小指不用"。所以用昆仑穴能疏通足太阳经脉气血,通经止痛。凡腰骶痛部位在足太阳膀胱经走行线上,效果极佳。正如《医宗金鉴·刺灸心法要诀》中所言"转筋腰尻痛,膊重更连阴,头痛脊背急,暴喘满冲心,举步行不得,动足即呻吟,若欲求安乐,须将此穴(昆仑)针"。

二、刺血疗法

委中、阿是穴

(1)操作方法:在腰骶部找到最明显的压痛点(阿是穴),常规消毒后,用梅花针叩刺,以叩刺部位微微渗血即可,然后加拔火罐10分钟左右,出血2~3ml即可。委中穴处找瘀络点刺放血,然后加拔罐,以出血3~5ml即可。

(2)注解:刺血治疗最适宜于跌打损伤而致的患者,医家早有"跌打损伤破伤风,先于痛处下针攻"的运用经验。所谓"腰背委中求",腰骶部两侧仍是足太阳经所行,所以通过在委中刺络放血,可以起到很好的活血化瘀、通经止痛的功效。

三、艾灸疗法

关元俞、腰阳关、八髎、会阳

(1)操作方法:每次任选2个八髎穴,余穴每次均用,采用温和灸或直接灸,温和灸每穴灸20分钟左右,直接灸每穴灸10分钟左右,均以患者施灸处耐受为度,每日1次。

(2)注解:艾灸疗法可以温阳通脉、祛除邪气、通经止痛、温补肾气、益气助阳、消瘀散结。《素问·至真要大论篇》谓"结者散之",即结聚之证,要用消散的方法进行治疗。血得热而行,故使用艾灸可活血祛瘀消结、散风除邪、温阳散寒,是治疗散结的有效方法。

第十七节 胁痛

胁痛是以一侧或两侧胁肋部疼痛为主要表现的一种病症,又称为胁肋痛,其病因极为复杂，可见于多种疾病。在临床上，又将胁痛分为体表性胁痛和内脏性胁痛两大类。体表性胁痛病位表浅，定位明确，主要由肋间神经、肌肉、软骨等病变所引起，如西医学中的肋间神经痛、肋软骨炎、胸部跌打损伤、带状疱疹后遗症等。由内脏疾病引起的胁痛仅是一种反应形式，其疼痛部位较深，定位多较模糊，常由肝炎、胆囊炎、胆石症等内脏疾病所引起。本节所述及的胁痛主要是体表性胁痛，内脏性胁痛的治疗也可以参照本节内容，但内脏性胁痛病情复杂，临床还需要综合分析，方能达到治本的目的。

就其经络循行来看，肝脉布胁肋，足少阳胆经循胁里，过季肋，由此可见，胁肋部主要为肝胆经络所行，《灵枢·五邪》言"邪在肝，则两胁中痛"。

一、毫针疗法

1. 支沟

（1）操作方法：取健侧或双侧支沟穴，常规消毒后，用1.5寸毫针，针尖向上斜刺1寸左右，得气后，施以较强的捻转泻法，令患者用力呼吸或者用手按摩其患处，留针30分钟，每10分钟行针1次，每次行针时均令患者重复以上动作。每日1次。

（2）注解：支沟穴为手少阳三焦经之经穴，胁肋部为少阳经脉循行之处，同名经同气相求，故取少阳经脉穴位治疗。为何独取支沟穴呢？因支沟为三焦经之火穴，善调三焦经之经气，为气机运行之通道，因此支沟穴对胁痛有着极佳的治疗作用。早在《标幽赋》中就有"胁疼肋痛针飞虎（支沟）"之言，当今临床有"胁肋支沟取"之用，尤其与阳陵泉合用，即手足同名经相配，作用更效，为临床特效穴，每每用之，效如桴鼓。

2. 阳陵泉

（1）操作方法：取患侧或双侧阳陵泉（体表性胁痛用患侧，内脏性胁痛取双侧），常规消毒后，用2寸毫针直刺1.5寸左右，得气后，施以较强的捻转提插泻法，同时嘱患者用力呼吸或按摩患处，留针20~30分钟，每5~10分钟行针1次，在每次行针时，令患者重复上述活动。每日1次。

（2）注解：阳陵泉为足少阳胆经之合穴、胆腑之下合穴、八会之筋会，所以阳陵泉既可以治疗胆经循行所过之处的病症，也能治疗胆腑之病，因此阳陵泉对胁痛的治疗有着广泛的作用，正如《杂病穴法歌》言"胁痛只须阳陵泉"。阳陵泉具有疏肝解郁、清利肝胆、舒筋活络、通利关节的作用，是疏肝解郁之要穴、筋病之特效穴，凡病欲疏肝解郁者，其为首选，病之有关于筋者，其为必主，因此无论是治疗体表性胁痛还是内脏性胁痛，阳陵泉皆是首选穴位。如笔者所治一患者，男性，39岁，左侧胸胁疼痛1周，咳嗽及活动时加重，痛如针刺。就诊于某医院，诊断为肋间神经痛，给予西药治疗，但疗效不显，故来诊。检查：第3肋间隙处有一明显压痛点。舌质淡红苔薄白，脉弦。辨证为胸胁部气机阻滞，少阳经脉失畅。取用本穴依上法施治，1次明显好转，2次痊愈。

3. 丘墟透照海

（1）操作方法：取健侧或双侧丘墟穴（体表性胁痛用健侧，内脏性胁痛用双侧），常规消毒后，用2寸毫针向照海穴方向透刺1.5寸左右，得气后，施以较强的捻转提插泻法，同时嘱患者用力呼吸或按摩其患处，留针30分钟，每10分钟行针1次，每次行针时均令患者重复以上动作。

（2）注解：丘墟为足少阳胆经之原穴，功善疏肝利胆、通经活络，为治疗肝胆气郁、实热、湿热所致诸疾的要穴，尤其当丘墟透照海，其作用更为广泛，疗效更为增强。丘墟为足少阳经之原穴，照海乃足少阴经之腧穴，肝胆为表里关系，一针透两穴，以达疏肝涵木、调理气机的功效，因此无论体表之胁痛还是脏腑之胁痛，用丘墟透照海皆有很好的疗效。

二、刺血疗法

1. 两腋下瘀络

（1）操作方法：找到腋下之瘀络，常规消毒后，用一次性刺血针头点刺放血，然后加拔罐5~10分钟，使之出血3~5ml，每周1次。

（2）注解：《灵枢·邪客》载"肺心有邪，其气留于两肘；肝有邪，其气流于两腋……"脏腑有疾，可以通过经络反映于体表，当肝胆有邪气的时候就会在腋下反映出来，表现为瘀络，针刺出血，可以解除肝胆之邪气。笔者通过长期的临床运用发现，这种治疗方法简单实效。

2. 阿是穴

（1）操作方法：以压痛处为中心点（阿是穴），常规消毒后，采用一次性刺血针头点刺出血，加拔火罐10分钟，使之出血2~3ml，隔日1次。

（2）注解：局部刺血重在活血化瘀，疏通络脉，消肿止痛。

第二章

内科病证

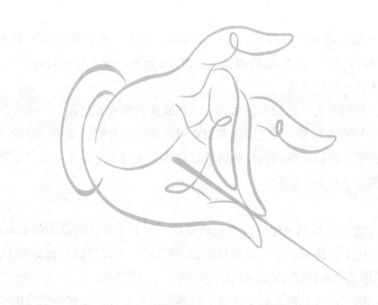

第一节　感冒

感冒俗称伤风，是临床最常见的病证，每个人的一生中都或轻或重有过感冒的经历。感冒是风邪侵袭人体所致的外感疾病，常表现为鼻塞、流涕、恶寒发热、咳嗽、头痛、全身不适等。由于感受邪气的不同，又分为风寒感冒和风热感冒两大类，并有夹湿、夹暑的兼证，以及体虚感冒等。在西医学中称之为上呼吸道感染。如果因非时之气而致，并在一个时期内广泛流行，称为"时行感冒"，在西医学中称之为流行性感冒。

针灸治疗感冒具有治疗方便、作用迅速、疗效确实、安全可靠的优势，值得在临床大力推广运用。

一、毫针疗法

1. 液门

（1）操作方法：取双侧液门穴，常规消毒后，用 1 寸毫针紧贴皮下刺入 0.5~0.8 寸，针刺得气后，施以捻转泻法，留针 20 分钟，每 5 分钟行针 1 次，留针期间行针 3 次。每日 1 次。

（2）注解：液门穴为三焦经之荥水穴，三焦属火，本穴五行属水，水火与寒热有关，也即与外感有关，因此可以取用液门穴来治疗外感，又因"荥输治外经""荥主身热"，所以用本穴治疗感冒极具特效。液门穴在临床中有"感冒第一穴"与"感冒一针灵"之称。

2. 风池

（1）操作方法：取双侧风池穴，常规消毒后，用 1 寸毫针向鼻尖斜刺 0.8 寸左右（不可向内上方深刺，以防损伤延髓），得气后，施以较强的捻转泻法，留针 20 分钟，每 5 分钟行针 1 次。每日 1 次。

（2）注解：感冒由风邪侵犯肺卫所致，风池为治风要穴，是足少阳与阳维脉之交会穴，阳维主一身之表，"阳维为病苦寒热"，所以风池穴善疏风祛邪解表，是治疗感冒的要穴。早在《伤寒论》中就有"太阳病，初服桂枝汤，反烦不解者，先刺风池、风府，却与桂枝汤则愈"之记载。

3. 外关

（1）操作方法：取双侧外关穴，常规消毒后，用1寸毫针针刺0.8寸左右，得气后，施以较强的捻转泻法，留针20分钟，留针期间行针3次。每日1次。

（2）注解：外关为手少阳三焦经的络穴，又为八脉交会穴之一，通于阳维脉，"阳维为病苦寒热"，刺之可通利三焦、疏风清热，故治疗感冒极具特效。

二、拔罐疗法

取督脉大椎至至阳，两侧膀胱经大杼至肝俞

（1）操作方法：先在上述部位用火罐闪罐3~5遍，再将罐烧热后分别在大椎、风门、肺俞、心俞、膈俞、肝俞拔罐10~15分钟。

（2）注解：在背部上述部位闪罐、拔罐治疗感冒具有操作简单、疗效较佳的特点，用之有疏风散寒、解表通阳的作用。此法对感冒初期的治疗有很好的效果，对外感风寒者更为适宜，风热者加用刺血疗法也有很好的疗效。治疗后要注意避风寒，多休息，多喝温开水。

三、艾灸疗法

大椎、肺俞

（1）操作方法：用温和灸或者隔姜灸法，温和灸每穴灸20~30分钟，隔姜灸每穴灸5~7壮，或灸至全身微微出汗，每日1~2次，至症状消失为止。

（2）注解：大椎为诸阳经与督脉交会处，统领诸阳经，主一身之表，宣通诸阳，寒热皆调，正如《素问·骨空论篇》所言："灸寒热之法，先灸项大椎，以年为壮数。"可见，灸大椎无论风寒、风热均能调理。肺俞为肺的背俞穴，内应肺脏，是肺气转输、输注之处，肺主皮毛，因此取肺俞治疗感冒无论寒热皆可。本穴组不仅能治疗感冒，对感冒的预防也有确实的功效，艾灸本穴组能起到温中散寒、祛风解表、清热解毒、扶正祛邪的作用，能显著提高机体免疫功能。

四、刺血疗法

大椎

（1）操作方法：取大椎穴，常规消毒后，用一次性刺血针头点刺3~5下，然后加拔火罐，留罐10~15分钟，使之出血3~5ml。根据患者病情每日或隔日

1 次。

（2）注解：大椎穴是诸阳经与督脉之交会穴，具有疏风清热解表的作用，尤其对外感发热有极佳的效果，大椎放血对感冒引起的发热有立竿见影之效。

五、穴位贴敷疗法

神阙

操作方法：取生姜 60g，淡豆豉 30g，丁香 10g，研为细末，加入适量葱白捣烂调匀成膏。将药膏贴敷于神阙穴上，以塑料布覆盖，再用纱布固定，用热水袋敷其上。每日更换 2 次。

第二节　咳嗽

咳嗽是肺系疾病的常见症状之一，是咳与嗽的并称，有声无痰称为咳，有痰无声称为嗽，一般多是痰声并见，很难截然分开，所以多是咳嗽并称。根据发病原因又分为外感与内伤两类。外感咳嗽为六淫外邪侵袭于肺所致；内伤咳嗽为脏腑功能失调累及于肺所致。

西医学认为，咳嗽多见于呼吸系统疾病，如上呼吸道感染、气管－支气管炎症、肺炎、肺结核、支气管扩张、肺源性心脏病、肺癌等疾病。

一、毫针疗法

1. 鱼际

（1）操作方法：取双侧鱼际穴，常规消毒后，用 1.5 寸毫针向掌心方向斜刺 1 寸左右，得气后，施以较强的捻转泻法，留针 30 分钟，每 10 分钟行针 1 次。每日 1 次。

（2）注解：鱼际为手太阴肺经之荥穴，"荥主身热""荥输治外经"，因此鱼际穴适宜外感而致的咳嗽，尤其是肺热咳嗽，伴有咽喉肿痛、咳吐黄痰者，用鱼际穴有很好的功效。若与尺泽穴合用则作用更强，一般二穴左右交替运用，用一侧的鱼际，再用另一侧的尺泽即可。通过笔者临床长期观察，取二穴有良好的效果，是笔者治疗急性咳嗽的常用特效穴。

2. 尺泽

（1）操作方法：取双侧尺泽穴，常规消毒后，用1寸毫针直刺0.8寸左右，得气后，施以较强的捻转泻法，留针20~30分钟，每5~10分钟行针1次。每日1次。

（2）注解：尺泽为肺经合穴，"合主逆气而泄"，肺气逆导致咳嗽气喘，尺泽是肺经的合穴，能治疗肺的逆气。外感而致的咳嗽均为实证，尺泽为肺经之子穴，根据"实则泻其子"的理论，所以针刺本穴治疗急性外感而致的咳嗽，尤其与鱼际穴合用，疗效更强。具体取穴方法，见上述鱼际穴说明。

3. 太渊

（1）操作方法：取双侧太渊穴，常规消毒后，避开桡动脉用1寸毫针直刺0.5寸左右，得气后，施以捻转补法，留针30分钟，每10分钟行针1次。每日1次。

（2）注解：太渊为手太阴肺经之原穴，原穴是脏腑原气经过和留止的部位，有通达一身原气，调节脏腑功能，调动体内正气以抗御外邪的作用。且太渊为本经之母穴，根据"虚则补其母"的理论，可用于肺虚之证引起的咳嗽，也就是内伤咳嗽，临床运用有确实的疗效。尺泽穴、鱼际穴针对的是外感实证之咳，本穴所针对的是虚证而致的咳，临床应当明确。

二、刺血疗法

肺俞、尺泽

（1）操作方法：均取双侧穴位，常规消毒后，肺俞穴点刺3~5下，加拔罐10分钟，于尺泽穴处找瘀络，在瘀络上点刺出血并加拔罐。急性咳嗽隔日1次，慢性咳嗽每周1次。

（2）注解：咳嗽病位在肺，肺俞为肺的背俞穴，内应于肺脏，直接疏调肺气，《素问·阴阳应象大论篇》言"阴病行阳"，就是指脏病用其背俞穴，因此咳嗽就可以取肺俞穴，正如《玉龙歌》言"咳嗽须针肺俞穴"。《灵枢·邪客》载"肺心有邪，其气留于两肘"，尺泽为肺经之合穴，所以在尺泽瘀络点刺放血极具特效。二穴合用对咳嗽的治疗有佳效。

三、穴位贴敷疗法

肺俞、中府、大椎、风门、膻中

（1）操作方法：用白芥子、苏子、葶苈子、干姜、细辛、五味子等份研末，用生姜汁调成膏状敷在穴位上，每次贴 30~120 分钟（夏季、过敏体质者及儿童，贴敷时间酌减）后去掉，或当所贴之处有痒痛、灼热感时取下。尤其适用于慢性咳嗽，一般咳嗽 10 天 1 次，慢性咳嗽于三伏天使用。

（2）注解：穴位贴敷法是穴位与药物相结合的方法，这种方法具有操作简单、无创无痛、价廉药简、疗效确切的特点，尤对久治不愈的慢性咳嗽有较好疗效。

第三节　哮喘

哮喘是哮与喘的并称，哮是指喉中有哮鸣音，称为"哮证"，喘是指呼吸急促，称为"喘证"，因在临床中常同时发生，故合称哮喘。中医学认为，本病是以宿痰伏肺为主因，外邪侵袭、饮食不当、情志刺激、体虚劳倦为诱因。

西医学认为本病是一种常见的支气管变态反应性疾病，常由各种不同过敏原（如花粉、灰尘、皮毛等）所引起。本病有反复发作的特点，可发生于任何年龄和季节，尤以寒冷季节和气候骤变时多发。哮喘一般多突然发生，发作时表现为呼吸急促、喉中哮鸣，甚至张口抬肩、鼻翼煽动、不能平卧等，可持续数小时甚至数天。

本病的发病在近些年呈上升趋势，针灸对病的预防和治疗有一定的优势，值得临床推广运用。

一、毫针疗法

1. 天突

（1）操作方法：让患者微仰头取穴，常规消毒后，用 1.5 寸毫针先直刺 0.2~0.3 寸，当针尖超过胸骨柄内缘后，针尖向下紧靠胸骨柄后缘、气管前缘缓慢向下刺入 0.5~1 寸（在针刺时应严格掌握针刺角度和深度，以防刺伤肺脏和相关动、静脉）。进针后不施以任何手法，留针 5~10 分钟。

（2）注解：本穴位于颈部，上连咽喉，内应气管，为任脉与阴维脉之会，肺气出入之灶突，性善清降，所以有很强的降逆平喘之效，尤其对哮喘急性发作有很好的功效，是历代医家治疗急性哮喘发作的常用要穴。如笔者曾治一患者，中年男性，哮喘反复发作 10 余年，本次于晨起突然发作，症见气喘不止、不能平卧、张口抬肩、呼吸困难、面色苍白。立按上法针刺，3 分钟后症状部分缓解，5 分钟后已明显缓解。本穴针刺有一定难度，若对针刺手法掌握不到位不得运用，以免发生意外。

2. 定喘

（1）操作方法：取双侧定喘穴，常规消毒后，用 1 寸毫针直刺 0.5~0.8 寸，得气后，施以捻转手法，留针 30 分钟，每 10 分钟行针 1 次，每日 1 次。

（2）注解：定喘穴为经外奇穴，具有很好的止咳平喘作用，通过长期的临床观察发现，本穴平喘的功能很强，对急、慢性哮喘皆有较好的疗效。

3. 鱼际

（1）操作方法：取一侧或双侧鱼际穴，用 1.5 寸毫针，针尖向掌心方向斜刺 1 寸左右，得气后施以较强的捻转提插泻法，留针 30 分钟，每 10 分钟行针 1 次，每日 1 次。

（2）注解：鱼际穴为手太阴肺经的荥穴，"荥主身热"，针刺鱼际穴可清泻肺热，调理肺气，宣泄肺之实邪，加强肺脏肃降宣散的功效，从而起到宣肺止咳、降逆平喘的作用。

二、穴位贴敷疗法

肺俞、天突、定喘、膏肓、膻中

（1）操作方法：用白芥子 30g，甘遂 15g，细辛 15g，共为细末，用生姜汁调成膏状，制成如蚕豆大药饼，上放少许丁桂散（丁香、肉桂各等份研细末），敷于穴位上，用胶布固定。贴 30~90 分钟后去掉，以局部有红晕或痒痛为度。若起疱，消毒后挑破水疱，注意清洁，防止感染。最好于三伏天贴敷，在初伏、中伏、末伏各贴一次。

（2）注解：因哮喘多在寒冷天气或冬季发作，根据中医"冬病夏治"法处理，有很好的疗效。哮喘是三伏贴治疗的优势病种之一，对改善病情、预防复发或可起到有效的根治功效，在近些年的针灸临床中推广甚众，得到了很好的临床验证，是治疗哮喘的优势方法。

三、穴位埋线疗法

定喘、肺俞、脾俞、肾俞、膻中

（1）操作方法：上述穴位常规消毒后，取用现代一次性埋线针具按照埋线常规方法依次将线埋于穴位下，用无菌敷贴覆盖 2~3 小时，每 15 天埋线 1 次。

（2）注解：埋线疗法对哮喘的治疗、预防皆有很好的实效性，尤其在预防复发方面有着很好的效果，是埋线疗法的优势病种之一。埋线疗法具有痛苦小、节省时间、费用低、适应证广的特点。

第四节　咯血

咯血是由肺系疾病引起的出血并经口腔咯出，多见于西医学的支气管扩张、肺炎、肺结核、肺脓肿、肺癌等病，属于中医学"咳血""嗽血""咳唾血"等范畴。其发生常与感受外邪、情志过极等因素有关。

针灸治疗主要针对慢性咯血，对慢性反复咯血有较好的疗效。若为急性大量咯血，针灸只作为一种辅助疗法。

一、毫针疗法

孔最

（1）操作方法：取双侧孔最穴，常规消毒后，用 1 寸毫针，针尖稍向上斜刺 0.8 寸左右，得气后，施以捻转泻法，留针 30 分钟，每 10 分钟行针 1 次，每日 1 次。

（2）注解：孔最为手太阴肺经的郄穴，手太阴为阴经之脉，阴经之郄穴善治血证，因此手太阴肺经的郄穴可治疗咯血。用本穴治疗咯血在历代都备受重视，古代流传下来的医籍均有用本穴治疗咯血的记载。如《针灸大成》载其："（主）咳逆……吐血，失音，咽肿头痛。"《针灸聚英》载其："主热病汗不出，咳逆……吐血。"《类经图翼》载其："（治）咳逆……吐血，失音。"

二、穴位贴敷疗法

涌泉

（1）操作方法：用肉桂 3g，硫黄 18g，冰片 9g，独头蒜 1 个。先将肉桂、硫黄碾成细末，加入冰片再碾，将大蒜去皮捣烂成泥膏状，然后用适量的大蒜泥与药粉调匀，贴于双侧涌泉穴，覆盖纱布，用胶布固定，每次敷药 2~3 小时，以局部灼痛感为度。每日 1 次，1 周为 1 个疗程。

（2）注解：咯血原因虽然较多，但基本病机均是火热灼伤肺络，迫血妄行而致，涌泉为足少阴肾经之井穴，其性降泻，长于引火下行，兼有滋阴之性，取上述中药外敷，以药性之辛热，同气相求，以导气火下行，正所谓上病下取、内病外治，效果较佳。

三、耳针疗法

气管、肺、肝、肾上腺

操作方法：上穴常规消毒，用毫针刺法，予中强度刺激，留针期间捻针 3 次，留针 30~50 分钟，或用王不留行贴压法。

第五节 心悸

心悸是指患者自觉心中惊慌不安，甚至不能自主的一种病证，俗称"心慌"。其发生一般为阵发性，往往因情志波动、劳累过度、某些疾病等因素而诱发，或伴有胸闷、气短、眩晕、耳鸣等症。在临床中根据病情的轻重又分为惊悸与怔忡，惊悸多为功能性原因所致，病情一般轻微；怔忡多为器质性病变所致，多呈持续性。

中医学认为，本病的发生多因体质虚弱、饮食劳倦、七情所伤、感受外邪及药食不当等因素，导致气血阴阳亏虚、心神失养，发为心悸。心悸可见于西医学的某些功能性或器质性疾病，如各种心律失常、冠心病、心脏神经症、甲状腺功能亢进、贫血等。

针灸对改善心悸症状有较好的疗效，但心悸的原因复杂，治疗时明确病因是关键。

一、毫针疗法

1. 内关

（1）操作方法：取双侧内关穴，常规消毒后，用1.5寸毫针直刺1寸左右，得气后，施以捻转手法，留针30分钟，每10分钟行针1次，每日1次。

（2）注解：内关穴为手厥阴心包经之络穴，八脉交会穴之一，通阴维脉，"阴维为病苦心痛"，因此具有养心安神、宁心定悸的作用，本穴对心脏功能具有很好的双向调节作用，无论是功能亢进还是功能低下，无论是心动过速还是心动过缓皆能调理，无论何种原因而致的心悸皆可用之。正如《兰江赋》所言："胸中之病内关担。"

2. 神门

（1）操作方法：取双侧神门穴，常规消毒后，用1寸毫针直刺0.3~0.5寸，得气后，施以较轻的捻转手法，留针30分钟，每10分钟行针1次，每日1次。

（2）注解：心者，君主之官，神明出焉。心藏神，主神。神门为心经原穴，故能安神、宁心、定悸，可以有效改善患者心悸不安、夜不能寐、多梦失眠等系列症状，对功能性心悸有很好的调节作用。

3. 通里

（1）操作方法：取双侧通里穴，常规消毒后，用1寸毫针直刺0.3~0.5寸，得气后，施以捻转手法，留针30分钟，每10分钟行针1次。

（2）注解：通里穴为心经之络穴，具有清心安神之效，是历代治疗心悸的常用穴位。如《玉龙歌》所言："……心中惊悸亦难当。若须通里穴寻得，一用金针体便康。"《马丹阳天星十二穴治杂病歌》谓："通里腕侧后，去腕一寸中。欲言声不出，懊恼及怔忡……"以上均是记载通里穴治疗心悸、怔忡的临床经验。

二、耳针疗法

心、交感、神门、皮质下

操作方法：常规消毒后，用毫针轻刺激以上穴位，每次留针20~30分钟，留针中行针2~3次。或用王不留行子贴压法。

第六节 胸痹

胸痹在中医学中又被称为"真心痛""厥心痛"等，与西医学的心绞痛、冠心病、心肌梗死等疾病类似。中医学认为，胸痹的发生多与寒邪内侵、饮食失节、情志失调、劳倦内伤、年老体衰等因素有关。病机总属本虚标实，急性期以标实为主，缓解期以本虚为主。

近些年本病发病率呈明显上升趋势，具有发病率高、复发率更、死亡率高的特点，已成为目前导致人类死亡的重要疾病之一。针灸治疗本病无论是在急性期治标还是在缓解期治本均有确实的疗效。

一、毫针疗法

1. 至阳

（1）操作方法：局部常规消毒，用1寸毫针向上斜刺0.5~0.8寸，得气后，施以较强的持续捻转泻法1分钟，留针10~15分钟，在留针时反复不断持续行针。

（2）注解：至阳为督脉脉气之所发，阳气至极，"至阳赫赫"，因穴居上、中焦交界之处，背部阴阳交关之地，故上可从阳引阴，振奋胸中之阳气，所谓阴病治阳，用之则是从阳引阴，故用以治疗本病有特效。也可以指压至阳穴，指压时用右手拇指在患者至阳穴上逐渐用力渐进性按压，至最大力（以患者能耐受为度），持续按压5~10分钟。

2. 内关

（1）操作方法：取双侧内关穴，常规消毒后，用1.5寸毫针直刺或针尖稍向上斜刺1.2寸左右，针刺得气后，施以较强的捻转平补平泻手法，留针15~20分钟。

（2）注解：《灵枢·经脉》载曰："手心主之别，名曰内关……实则心痛。"这是《内经》对内关络脉的描述，治疗心痛是内关穴的最基本主治。内关穴不仅是本经之络穴，而且还是八脉交会穴之一，通于阴维脉，《难经·第二十九难》言："阴维为病，苦心痛。"阴维脉的基本作用是治疗心痛，所以在针灸临床中，内关穴有心脏病"第一穴"之称。如笔者曾治一名患者，女性，39岁，既往曾有心绞痛发作史，本次因与老公吵架，突发左侧胸痛，并向左肩背放射。在家服用速效救心丸，无效后来诊。来诊时患者自觉心悸较甚，伴有胸闷、心前区疼痛，面色苍白，脉弦数。即予针刺内关穴，留针20分钟后，症状逐渐缓解，渐至消失。

二、刺血疗法

1. 曲泽

（1）操作方法：首先轻轻拍打两侧肘部，使肘部瘀滞络脉更加明显，在瘀络部位常规消毒后，用一次性刺血针在此处瘀络点刺出血，然后加拔罐，使瘀血尽出，每周1~2次。

（2）注解：曲泽为手厥阴心包经之合穴，生理上心包代心受邪，"合主逆气而泄"，故曲泽可舒解心脏之瘀滞。无论由肝气郁结而致，还是心脏本身功能虚弱所致，曲泽均能改善胸痹症状。《灵枢·邪客》言"肺心有邪，其气留于两肘"，即心脏邪气易滞留于肘部曲泽部位，所以在此处放血可有效解除心脏瘀滞，从而达到通则不痛的治疗目的。

2. 中冲

（1）操作方法：取左侧或双侧中冲穴，先反复挤捏中指使其充血，再行常规消毒，医者一手用力捏紧患者指尖，另一手持一次性刺血针快速点刺穴位出血，再用力挤捏出血数滴即可。

（2）注解：中冲为心包经之井穴，《灵枢·顺气一日分为四时》言："病在脏者，取之井。"井穴具有醒神开窍、泻实祛邪的作用。心包代心受邪，有直通心神之功。所以中冲有很强的救急功能，对心脏类疾病有速效。

三、腕踝针疗法

双侧上1区

操作方法：穴位局部常规消毒后，行常规针刺法，固定局部至症状缓解。病情缓解后，隔2日治疗1次，5次为1个疗程。

四、艾灸疗法

心俞、膻中、足三里、内关

操作方法：每次取用 2 穴，予温和灸，每穴灸 15~20 分钟，以患者感到施灸处舒适、温热为度，每日治疗 1 次，10 次为 1 个疗程。对心绞痛的预防有较好的作用。

五、穴位埋线疗法

至阳、心俞、膻中、内关

操作方法：穴位常规消毒后，取现代一次性埋线针具，常规操作，每 15 天埋线 1 次。

六、耳针疗法

心、交感、神门、内分泌、皮质下

操作方法：每次用 3~4 穴，用毫针强刺激，留针 30~60 分钟。或用埋针，或用王不留行子贴压法。

第七节　高血压

高血压是指在安静状态下持续性动脉血压增高（收缩压 140/90mmHg 以上）为主要表现的一种常见慢性疾病。临床上根据发病原因可分为原发性和继发性两类，病因不明确者称为原发性高血压；若高血压是由某种明确而独立的疾病引起者，称为继发性高血压，其血压升高仅是一种症状，所以又称症状性高血压。本节所谈及的主要是原发性高血压，继发性高血压的治疗可以参照本节。

在中医学中无"高血压"的病名，可归属于中医学"眩晕""头痛""肝风"等范畴。中医学认为，本病的发生主要是由于情志失调、饮食失节和内伤虚损等导致肝肾阴阳失调所致。

随着当前社会因素的发展，高血压已经成为时下的高发疾病，并有年轻化趋势，是导致各种心脑血管疾病的首要原因，因此有效地预防及治疗高血压势在必行，但是目前西医学对本病的治疗仅是以治标为主，属于终身用药性疾病，针灸可以有效地预防及改善症状。

一、毫针疗法

1. 人迎

（1）操作方法：患者取仰卧位，头部不枕枕头，取双侧人迎穴，常规消毒后，避开动脉，用1寸毫针直刺0.5~0.8寸，不施手法，嘱患者尽可能减少咽喉部的活动，一般留针2分钟即可。出针时宜缓慢，用干棉球按压片刻，防止出血。每日或隔日1次，5次或10次为1个疗程。

（2）注解：人迎穴为足阳明、少阳经之交会穴，功善调气血、通经络，对血压具有双向调节作用，无论高血压还是低血压均能应用。西医学研究发现，针刺人迎穴能够刺激颈部压力感受器和化学感受器，调节自主神经功能和心血管的舒缩。本穴主要用于急性高血压或血压较高的情况。

2. 曲池

（1）操作方法：取双侧曲池穴，常规消毒后，用2寸毫针直刺1~1.5寸，得气后，施以捻转提插平补平泻手法，留针30分钟，每10分钟行针1次，每日或隔日1次，7~10次为1个疗程。

（2）注解：曲池穴具有走而不守、通上达下、宣导气血的功用。阳明经多气多血，曲池为手阳明经之合穴，"合主逆气而泄"，故曲池有很好的清头明目功效，对头晕、头胀、头痛均有较好的疗效。中医学中无高血压之病名，以上症状与高血压的症状相符。通过现代医学研究发现，针刺曲池穴可以调节颈动脉窦和主动脉弓的压力感受器，使其传入冲动降低，使交感神经活动下降而迷走神经张力上升，从而降低血压。

3. 太冲

（1）操作方法：取双侧太冲穴，常规消毒后，用1寸毫针向涌泉方向斜刺0.5~0.8寸，得气后，施以较强的捻转泻法，留针20~30分钟，每5~10分钟行针1次。每日1次，10次为1个疗程。

（2）注解：太冲为足厥阴肝经原穴，具有很强的平肝潜阳、疏肝理气功效，因此对肝阳上亢而致的高血压具有特效，为首选的治疗穴位。当针斜刺向涌泉时，可起到滋水涵木之效，加强疗效，对肝肾阴虚而致的高血压也有很好的作用。

4. 风池

（1）操作方法：取双侧风池穴，常规消毒后，用 1.5 寸毫针，向鼻尖方向斜刺 1 寸左右（不可向内上方深刺，以防损伤延髓），得气后，施以捻转手法，留针 30 分钟，每 10 分钟行针 1 次，每日 1 次，7 次为 1 个疗程。

（2）注解：风池是手足少阳与阳维脉之交会穴，风邪停蓄之处，肝胆相为表里之脏，一阴一阳，阴经实证泻其表里之阳经，刺之能平肝胆之逆气，清泻肝胆之郁火，平肝息风，治疗风阳上扰之头痛、眩晕。《灵枢·大惑论》云："五脏六腑之精气，皆上注于目而为之精……裹撷筋骨血气之精而与脉并为系，上属于脑，后出于项中。"风池穴居于项中，为通达脑、目脉络之重要腧穴，因此用之，可有很好的清利头目之效。

二、刺血疗法

1. 耳尖、太阳

（1）操作方法：均取双侧穴位，常规消毒后，分别在各穴位上点刺出血，耳尖出血数滴，太阳穴点刺后可加拔罐 3~5 分钟，出血 2~3ml 即可。每周 1~2 次，7 次为 1 个疗程。主要用于慢性高血压患者。

（2）注解：耳尖与太阳均为经外奇穴，太阳功善疏风散热、清头明目，其性清降。耳尖功善清热散风、清头明目，其性清散。二穴合用，相辅相成，相得益彰，同用可起到协同治疗的作用，从而达到有效降压之目的。

2. 大椎、委中瘀络、丰隆瘀络

（1）操作方法：这一组处方主要用于急性高血压或血压较高的患者，先在穴位区常规消毒，分别用一次性刺血针具点刺出血，委中与丰隆（均取双侧）均在瘀络点刺放血，使之自然出血，出血不畅者加拔罐。一般每周 1 次，5 次为 1 个疗程。

（2）注解：大椎穴为诸阳经与督脉之交会穴，为阳中之阳，向上向外，性主疏散，通过刺血可以清泻邪热盛实，从而达到降压之功；委中为足太阳膀胱经之合穴，别名血郄，性善疏泄清降，通过刺络放血，可达活血祛风、清热凉血之功，使血压自降；丰隆是胃经之络穴，络于脾，有健脾和胃之效，在《针灸甲乙经》中又称为"痰会"，能清降痰浊，在此区域刺血可疏通脾胃经的气血阻滞，除湿化痰浊，化瘀血通腑，故对高血压、高血脂均有特效。以上三穴可以单独运用，也可以联合运用。

三、穴位贴敷疗法

1. 涌泉

（1）操作方法：取适量吴茱萸，研成细末备用，以醋调成膏状贴敷于双侧涌泉穴，用胶布固定，每12小时更换一次。

（2）注解：涌泉穴为足少阴脉气所出之井穴，是全身诸穴最低者，脉气犹如泉水而涌出，故有养阴之性。本穴性降泻，有引火归原之能，借吴茱萸之药性而使血压下降。

2. 神阙

（1）操作方法：取猪胆汁制吴茱萸100g，龙胆草50g，明矾50g，硫黄20g，朱砂15g，共研细末，用小蓟根汁调成糊状敷于神阙穴，覆盖纱布，用胶布固定，每2天更换1次，10次为1个疗程。

（2）注解：神阙位于脐中，为先天之结蒂，后天之气舍，真气之所系，所以人之盛衰安危，皆系于此。以其为生气之源，且气强则强，气衰则病。脐通百脉，可调阴阳、补气血、温脾肾、益元强壮，又借助药物之效而发挥调整人体阴阳平衡、脏腑气血盛衰的作用。

四、穴位埋线疗法

心俞、曲池、太冲、足三里、三阴交

操作方法：每次选3~4穴，常规消毒后，取现代一次性埋线用具，常规操作，每15天治疗1次，6次为1个疗程。

第八节　低血压

低血压是指血压持续低于正常标准，一般认为低于90/60mmHg（老年人低于100/70mmHg）的病症。根据发生的原因分为体质性、体位性和继发性三类，以体质性低血压最为常见。本病属于中医学"眩晕""虚劳"等范畴。中医学认为，凡禀赋不足、后天失养、病久体虚、积劳内伤等均可导致脏腑气血阴阳亏损，脾虚则不能化生气血，心虚则血液运行无力，肾虚则脑髓失养，而导致本病。

用针灸治疗低血压有较好的效果，通过针灸调理既能迅速升高血压，又能达到稳定血压的作用。

一、毫针疗法

人迎

（1）操作方法：患者取仰卧位，去枕平卧，取双侧人迎穴，常规消毒后，用1寸毫针避开动脉直刺0.8寸左右，不施手法，留针10~15分钟。留针期间嘱患者不要说话，避免做大幅度吞咽动作。每日1次，10次为1个疗程。

（2）注解：人迎为足阳明胃经与足少阳胆经之交会穴，其善调气血，以通经络，对血压有良好的双向调节作用，能使高血压降低，低血压升高，因此本穴是平衡血压的特效穴位。

二、艾灸疗法

1.气海

（1）操作方法：用艾条灸、隔姜灸或隔附子饼灸，艾条灸采用温和灸的方法，每次灸30分钟；隔物灸则每次灸5~7壮。每日1次，10次为1个疗程。

（2）注解：低血压的病机主要是气虚或阳虚，升举鼓动无力，清阳不能上升，脑失所养而发病。《铜人腧穴针灸图经》言："气海者……生气之海也。治脏气虚惫，真气不足，一切气疾久不瘥，悉皆灸之。"《针灸资生经》云："气海者，盖人之元气所生也。"灸气海具有益气助阳、扶正固本、培元补虚的功效。

2.神阙

（1）操作方法：可用隔物灸，先用盐填平脐，或加用姜，每次灸7~10壮。也可用艾条做回旋灸，每次灸30分钟。每日1次，10次为1个疗程。

（2）注解：神阙为先天之结蒂，可通百脉、调阴阳、补气血、温脾肾、益元强壮，故而使气血得补，清阳得升，血压自平。

第九节　不寐

不寐，通常称为失眠。凡表现为经常不易入睡，睡眠时短，或睡眠不深，或夜梦不断，均为不寐。中医又称为"不得眠""不得卧""目不瞑"。导致不寐的原因很多，如思虑忧愁，操劳太过，损伤心脾，气血虚弱，心神失养；或房劳伤肾，肾阴亏耗，阴虚火旺，心肾不交；或脾胃不和，湿盛生痰，痰热上扰心神；或抑郁恼怒，肝火上扰，心神不宁或脑之元神受扰，均可致失眠。

睡眠是每个人基本的生活内容，充足的睡眠、均衡的饮食和适当的运动，是国际公认的三项健康标准。正常情况下，一个人有 1/3 的时间是在睡眠中度过，一个人的健康与睡眠有重要的关系，是健康不可缺少的重要组成部分。时下随着经济全球化、生活节奏快速化，也导致了普遍性睡眠障碍，据世界卫生组织调查，全世界目前已有超过 27% 的人有睡眠问题，通过当前临床来看，发病率有增无减。目前西医尚无有效方法，一般以服用镇静药物为主，这类药物具有很强的耐药性和成瘾性，并且仅治标不治本。笔者经过长期临床观察发现，针灸具有很强的优势性，其有作用快、疗效高、无耐受性、无副作用等多种优势。

一、毫针疗法

1. 印堂

（1）操作方法：穴位常规消毒后，医者用一手捏起两眉间肌肉，另一手用 1 寸毫针呈 35° 角向下斜刺 0.5~0.8 寸，得气后，施以捻转提插平补平泻手法，留针 30 分钟，每 10 分钟行针 1 次，每日 1 次，10 次为 1 个疗程。也可以在睡前半小时行针刺，于第 2 日取下。

（2）注解：印堂归属于督脉，督脉入脑，因此有镇静安神之效，本穴镇静安神之效极强，对失眠有很好的作用。轻症者仅用本穴即可达到有效作用，顽固性者辨证后再配以相关穴位。临床常与百会合用，可以有效提高治疗效果。患者可于睡前半小时针刺，留针至第 2 日，其作用会更好。

2. 安眠

（1）操作方法：取双侧安眠穴，常规消毒后，用1.5寸毫针直刺1寸左右，得气后，施以捻转平补平泻手法，留针20分钟，每5分钟行针1次。每日1次，10次为1个疗程。

（2）注解：安眠穴为经外奇穴，在项部，当翳风穴与风池穴连线的中点上，有协调阴阳、宁心安神的作用，故对失眠有极佳的治疗作用，所以名为"安眠"。笔者通过长期的临床运用发现，其对失眠确有很好的实际疗效。

3. 间谷

（1）操作方法：取双侧间谷穴，常规消毒后，用1寸毫针紧贴第2掌骨直刺0.8寸左右，得气后，施以捻转平补平泻手法，留针20~30分钟。每日1次，10次为1个疗程。

（2）注解：间谷穴为现代针灸学发现的一处经外奇穴，因其在大肠经的合谷与三间之间，故名"间谷"，也名为"虎边"。有清热、镇静、安神的作用，所以取本穴治疗失眠极效，尤对顽固性失眠具有较佳的效果。

4. 神门

（1）操作方法：取双侧神门穴，常规消毒后，取1寸毫针直刺0.3~0.5寸，得气后，施以较轻的捻转补法，留针30分钟，每10分钟行针1次。每日1次，7次为1个疗程。

（2）注解：神门为心经原穴，心者，君主之官，神明出焉。心藏神，主神，因此在神门施以补法，可有补心气、宁心神、养心血之功。笔者在临床治疗复杂性失眠必用本穴，最常与三阴交合用，二穴合用有补益心脾之功，犹如归脾汤之功，对心脾两虚而致的失眠具有很好的作用；若是心肾不交者，常与太溪配用；若是心胆虚损者，常与丘墟配用，皆能取得显著疗效。

5. 风市

（1）操作方法：取双侧风市穴，常规消毒后，用2寸毫针直刺1.5寸左右，得气后，双手同时施以捻转平补平泻手法，留针30分钟，每10分钟行针1次，在每次行针时仍是双手同时行针。每日1次，7次为1个疗程。

（2）注解：风市为足少阳胆经之腧穴，为风邪聚集之市，是驱风邪之要穴，有祛风治血之功，对失眠的治疗有着广泛的作用，对虚证或实证皆有较佳的功效。笔者在临床仅以本穴或者以本穴为主治疗多例失眠患者，均取得了显著疗效。如笔者所治的一名患者，女性，57岁，有多年失眠病史，反复发作，曾服用中西药物治疗，乏效，每天晚上仅能睡 1~2 小时，严重的时候通宵达旦，彻夜难眠，患者经常烦躁不安。来诊后即按上法针刺本穴，1 次治疗后就有所改善，共治疗 1 周而愈。

二、刺血疗法

耳尖

（1）操作方法：取双侧耳尖，在针刺前，先反复按揉两耳尖部，使其充血，常规消毒后，用一次性刺血针头分别点刺两耳尖，使其出血数滴即可。每周 1~2 次。

（2）注解：耳尖虽为经外奇穴，但就其所在部位看，应归属于足少阳经脉，肾开窍于耳，故根据相关理论，在耳尖刺血可起到疏肝化瘀、交通心肾的作用。临床用耳尖刺血治疗失眠极具特效，无论虚证、实证，皆可以运用，在治疗时最宜在下午针刺，疗效会更好。笔者对失眠患者一般均配合耳尖刺血，许多患者经 1 次耳尖刺血治疗即能有效改善睡眠，经过几次治疗就能痊愈。

第十节　癫狂

癫狂是癫病和狂病的合称，癫病是以精神抑郁、表情淡漠，或哭笑无常为特征；狂病是以精神亢奋、躁扰不宁、毁物打骂、动而多怒为特征。二者在病因和病机方面有许多相同或相似之处，且可相互转化，故临床常癫狂并称。但二者之间又有各自的典型特点，癫病属阴、属虚，即所谓的"重阴则癫"，相当于西医学的抑郁症、强迫症。其致病因素多为思虑太过，或情志不舒，以致肝气郁结，心脾受损，脾失健运，痰浊内生，痰气上逆，蒙蔽心神，神明失常。狂病属阳、属实，即所谓的"重阳则狂"，相当于西医学的精神分裂症、狂躁症。其致病因素多为恼怒悲愤，伤及肝胆，不得宣泄，郁而化火，结为痰火，痰火上扰，蒙蔽心窍，神志逆乱，狂躁不宁。总之，癫狂的病理因素不离乎痰，癫因痰气，狂因痰火。

毫针疗法

1. 百会

（1）操作方法：常规消毒后，用 1.5 寸毫针呈 15° 角向前斜刺 1 寸左右，得气后，施以较强的捻转泻法，留针 30 分钟，每 10 分钟行针 1 次。每日或隔日治疗 1 次，10 次为 1 个疗程。

（2）注解：督脉是人体诸阳经之总汇，称为诸阳脉之督纲，具有统摄全身阳气的作用，能贯通诸阳经，故若诸阳邪热聚于此处，则火热升发，灼津生痰，阻蒙清窍而生痰。百会处于巅顶之上，具有清头散风、开窍醒神、平肝息风的作用，有道是"一窍通，百窍通"，百会一通，诸窍皆开。

2. 鸠尾

（1）操作方法：常规消毒后，用 1.5 寸毫针，向下斜刺 1 寸左右，得气后，施以捻转平补平泻手法，留针 20 分钟，每 5 分钟行针 1 次，隔日 1 次。

（2）注解：鸠尾穴为任脉之络穴，故能通调任督、调和阴阳，性善清心宁神、理气降逆，凡阴阳失和，神不守舍之癫、狂、痫皆可以治疗。笔者通过临床观察发现，鸠尾穴无论对癫证还是狂证皆有较好的作用。如笔者所治疗的一名患者，女性，27 岁，患抑郁性精神病 5 年余。患者在上大学期间，因精神刺激而发病，被迫休学治疗，病情时轻时重，发作有增无减，症状越来越重，一直用西药维持控制。患者表现为胡言乱语，表情呆滞，情绪不稳，彻夜难眠，饮食无常，妄闻妄想。来诊后笔者以上述方法为主，配用百会、神庭、开四关，症状逐渐好转，前 1 周连续治疗，症状明显改善，后隔日治疗 1 次。共治疗半个月，病情稳定，经休息观察 2 个月后，开始上班，恢复正常。

3. 水沟

（1）操作方法：常规消毒后，用 1 寸毫针，针尖稍向上斜刺 0.5 寸，得气后，施以较强的大幅度捻转提插泻法，当症状控制后或留针 10~20 分钟可以出针。

（2）注解：本穴主要用于狂证急性发作时，是历代所用的治疗要穴，为十三鬼穴第一针，如《类经图翼》记载"《千金》云：此穴为鬼市，治百邪癫狂，此当在第一次下针"。水沟穴为督脉与手足阳明经的交会穴，也是任督二经交会之处，能够调节任督二脉，通调阴阳。督脉镇静安神，阳明多气多血。所以水沟穴有清神志、苏厥逆、开关窍的作用，是治疗惊、狂、痫、厥、中风、中暑等各种神志突变、意识昏迷的要穴。

第十一节 贫血

贫血是指人体外周血红细胞容量减少，低于正常范围下限的一种常见临床症状。一般以血红蛋白低于正常参考值下限 95% 作为诊断标准（成年男性血红蛋白 <120g/L，成年女性血红蛋白 <110g/L，孕妇血红蛋白 <100g/L）。

本病属于中医学"血虚""眩晕""虚劳""黄胖病"等范畴。中医学认为，本病的发生与素体虚弱、饮食所伤、失血过多等因素有关。

一、毫针疗法

1. 悬钟

（1）操作方法：取双侧悬钟穴，常规消毒后，用 1.5 寸毫针直刺 1.2 寸左右，得气后，施以捻转平补平泻手法，每次行针 1 分钟，留针 30~40 分钟，每 10 分钟行针 1 次，每日 1 次，或加用温针灸疗效更佳，10 次为 1 个疗程。

（2）注解：悬钟穴为八会之髓会，髓能生血，因此用髓之会悬钟益髓生血，故可以有效地缓解贫血。

2. 足三里

（1）操作方法：取双侧足三里，常规消毒后，用 2 寸毫针直刺 1.5 寸左右，得气后，施以捻转补法，留针 30~40 分钟，或加用温针灸，每日 1 次，10 次为 1 个疗程。

（2）注解：贫血本为气血亏虚，脾胃为后天之本、气血生化之源，中焦受气取汁，变化而赤是为血"，故取胃经合穴、胃腑的下合穴足三里治疗，以健脾益胃，助气血生化之源。

二、艾灸疗法

1. 手三里

（1）操作方法：取双侧手三里，用隔姜灸，每次灸 5~7 壮，隔日 1 次，15 次为 1 个疗程，灸至症状消失为止。

（2）注解：手三里为手阳明大肠经之腧穴，手阳明经多气多血，调理气血作用极强，大肠主津病，故手三里有生津养血之效。

2. 中脘

（1）操作方法：用直接灸（非化脓灸）或温和灸，直接灸用非化脓灸，每次灸 7~10 壮，温和灸每次灸 30 分钟，每日 1 次，10 次为 1 个疗程。

（2）注解：中脘穴为胃之募、腑之会，功能为受纳水谷，供应气血生化之源，而濡润脏腑、宗筋。胃为后天之本，气血生化之源，位居中州，土旺则能润泽四旁。人之兴旺盛衰，无不与胃之强弱密切相关。艾灸中脘能健脾益胃，振奋脾胃之阳，温通腑气，升清降浊，对调理中州气机有独特功效。古医籍中就有用中脘穴治疗本病的记载，如《针灸资生经·第三》曰："凡饮食不思，心腹膨胀，面色萎黄，世谓之脾胃病者，宜灸中脘。"《千金翼方·胆病第二》曰："虚劳吐血，灸胃管（脘）三百壮。"

3. 脾俞

（1）操作方法：取双侧脾俞，施以温和灸，以患者感到施灸处温热、舒适为度，每穴灸 30 分钟，每日 1 次，15 次为 1 个疗程。

（2）注解：脾俞为脾的背俞穴，脾胃为气血生化之源，取用脾之背俞穴脾俞施以艾灸，可增强脾胃功能，滋助气血生化之源，气血双补，故有很好的疗效。

三、埋线疗法

脾俞、肾俞、血海、足三里

操作方法：上述穴位局部常规消毒，用一次性现代埋线针具，行常规埋线法，每 15 天埋线 1 次，5 次为 1 个疗程。

第十二节　黄疸

黄疸是以目黄、皮肤黄、尿黄"三黄"为主症。其中，尤以眼睛巩膜发黄为最主要的特征。中医学认为，本病的发生主要是脾胃运化失常，湿浊之邪，蕴伏中焦，胆液不循常道，溢于肌肤所致。就其性质来分，可分为阳黄与阴黄两类，阳黄以湿热为主，阴黄以寒湿为主。

黄疸可见于西医学的急、慢性肝炎，肝硬化，胆囊炎，胆结石，肝胆肿瘤及胰腺癌等疾病。

针灸治疗急性黄疸有较好的疗效，对于慢性复杂性黄疸要综合考虑，全面分析，施以辨证治疗。

一、毫针疗法

1. 腕骨

（1）操作方法：取双侧腕骨穴，常规消毒后，用1寸毫针直刺0.5~0.8寸，得气后，施以平补平泻捻转手法，留针30分钟，每日1次，10次为1个疗程。

（2）注解：腕骨为小肠经之原穴，小肠主液所生病，并为分水之官，故能利湿治疸。用本穴治疗黄疸由来已久，如《玉龙歌》言："黄疸亦须寻腕骨。"《通玄指要赋》言："固知腕骨祛黄。"《玉龙赋》言："脾虚黄疸，腕骨、中脘何疑。"可见，用腕骨穴治疗黄疸既有理论支持，也有很强的实效性。若与中脘穴合用则效更佳，自古就有用此二穴治疗本病的丰富记载，如以上《玉龙赋》所言。

2. 阴陵泉

（1）操作方法：取双侧阴陵泉，常规消毒后，用2寸毫针直刺1.5寸左右，得气后，施以提插捻转平补平泻手法，留针30~40分钟，每10分钟行针1次，每日1次，10次为1个疗程。

（2）注解：阴陵泉为脾经合穴，其主要特性是健脾利湿，在针灸临床中有健脾利湿"第一穴"之称。本病的主要病因为湿邪所致，所以针刺阴陵泉健脾利湿，令湿邪从小便而出，使黄疸可解。

二、艾灸疗法

1. 至阳

（1）操作方法：用艾炷灸或温和灸，艾炷灸每次可灸5~7壮，温和灸每次灸30分钟，每日1次，10次为1个疗程。

（2）注解：至阳穴为督脉穴位，可宣发督脉经气，化湿退黄，是治疗黄疸的经验效穴，自古就有诸多相关记载。如《扁鹊神应针灸玉龙经》谓："浑身发黄，至阳灸，委中出血。"《玉龙歌》谓："至阳亦治黄疸病，先补后泻效分明。"《医宗金鉴》谓:"至阳专灸黄疸病,兼灸痞满喘促声。"可见用本穴治疗黄疸是古医家长期临床经验的总结,确有很好的实效性,值得临床推广运用。

2. 中脘

(1)操作方法:可以用直接灸,也可以用温和灸。直接灸则每次灸5~7壮,温和灸则每次灸30分钟。每日1次,10次为1个疗程。

(2)注解:中脘为八会之腑会,胃之募穴,并为任脉、手太阳、手少阳、足阳明之交会穴,有和胃气、化湿滞、理中焦、调升降之功。脾胃为后天之本,有运化水谷精微和水湿的功能,脾虚则运化功能下降,水谷不能变化精微,以致水湿内停,湿郁化热,湿热熏蒸,胆液外泄,渗于肌肤而致发黄,治疗宜健脾化湿,故取中脘穴治之。对此古医家早有运用记载。《玉龙歌》言:"脾家之症有多般,致成反胃吐食难。黄疸亦须寻腕骨,金针必定夺中脘。"《玉龙赋》言:"脾虚黄疸,腕骨、中脘何疑。"这些记载均是中脘穴与腕骨穴的配合运用,若二穴合用,疗效更好。腕骨为手太阳小肠经之原穴,用之能分利小肠、中脘以化湿,导水湿从小便而出,治疗黄疸极具特效,二穴相配运用是治疗黄疸的有效组合。

第十三节　胃脘痛

胃脘痛又称为胃痛,是以上腹胃脘部近心窝处疼痛为主症的病证,俗称"心窝子痛",古代又称为"心痛""心下痛"。但应与"真心痛"相区别,如《灵枢·邪气脏腑病形》曰:"胃病者,腹膜胀,胃脘当心而痛。"《医学正传》曰:"古方九种心痛……详其所由,皆在胃脘,而实不在于心。"《灵枢·厥病》载:"真心痛,手足清至节,心痛甚,旦发夕死,夕发旦死。"可见,"真心痛"是一种比较严重的证候,故在临床上应详加辨别,以免误诊误治。中医认为,本病的发生主要与寒邪犯胃、饮食伤胃、情志不畅和脾胃素虚等因素有关。

胃痛作为一种症状可见于多种胃部疾病中,如胃痉挛、慢性胃炎、消化性溃疡、胃神经官能症、胃下垂等。

一、毫针疗法

1. 梁丘

（1）操作方法：取双侧梁丘穴，常规消毒后，用2寸毫针，直刺1.5寸左右，得气后，施以较强的捻转提插平补平泻手法，留针20分钟，或者疼痛消失即可出针。

（2）注解：本穴主要用于急性胃痉挛的患者，梁丘为足阳明胃经之郄穴，郄穴是各经经气深聚之处，善治急证，因此针刺梁丘穴能起到很好的解痉止痛之功，使疼痛立止。

2. 足三里

（1）操作方法：取双侧足三里，常规消毒后，用2寸毫针直刺1.5~1.8寸，得气后，施以较强的手法，使针感向大腿部方向传导，留针20~30分钟，每5~10分钟行针1次。

（2）注解：足三里为足阳明胃经之合穴、胃腑之下合穴，"六腑有病首取其下合穴"，故历代针灸学家就有"肚腹三里留"之用。足三里有升清降浊、化积行滞、调理胃肠、补益气血的功效。通过现代医学研究发现，刺激足三里穴可使胃肠蠕动有力而规律，并能提高多种消化酶的活力，增强食欲，有助于帮助消化。

3. 胃仓

（1）操作方法：取双侧胃仓穴，常规消毒后，用1.5寸毫针斜刺1寸左右，得气后，施以捻转手法，急性胃痛者施以较强的手法，慢性胃痛者施以轻手法，留针30分钟，每10分钟行针1次。急性患者疼痛消失即可，慢性患者10次为1个疗程。

（2）注解：胃者，仓廪之官，五味出焉。《礼记·月令》云："谷藏曰仓，米藏曰廪。"仓廪，通指仓廪之所。脾司运化，胃主受纳，为水谷之海，皆参与水谷的消化与吸收，故称仓廪之官。是胃气转输之处，刺之能理气和胃、行气止痛、健胃消食，主要用于慢性胃痛患者。

二、艾灸疗法

1. 胃俞

（1）操作方法：取双侧胃俞，采用回旋灸或麦粒灸，热感以患者能耐受为度，回旋灸每次灸 20~30 分钟，麦粒灸每次灸 10~15 分钟。每日 1 次，7 次为 1 个疗程。

（2）注解：胃俞为胃的背俞穴，是胃之精气输注之处，内应于胃，有调中和胃、化湿消滞、益气养阴的作用，是治疗胃病之要穴。取胃俞治疗胃痛具有很好的作用，尤其对慢性胃痛有很好的功效。

2. 中脘

（1）操作方法：取中脘穴，用回旋灸或隔物灸。回旋灸以患者能耐受为度，每次灸 15~20 分钟，或疼痛减轻甚至消失为止。隔物灸以隔姜灸为常用，每次灸 3~5 壮，或以症状减轻乃至消失为止。每日 1 次，至症状消失为止。

（2）注解：中脘穴最适宜于急性胃痛的患者，中脘是胃的募穴，是胃腑之气输注的部位，又是腑之会穴，取用中脘穴治疗胃痛就是《内经》中"阳病行阴"这一治疗原则的具体运用。正如《循经考穴编》云："（中脘主）一切脾胃之疾，无所不疗。"

三、指压疗法

至阳、灵台

（1）操作方法：先确定穴位，然后用双手拇指同时按压二穴，逐渐用力按揉，至患者最大忍受度为止，一般按压 3~5 分钟，或至疼痛消失为止。在指压时让患者配合做缓慢用力的腹式呼吸。

（2）注解：本法适用于急性胃痉挛的患者，有立竿见影之效。急性胃痛的患者在二穴的部位往往有明显的压痛，为急性胃痉挛的反应点。至阳、灵台均为督脉穴位，总督一身之阳，具有温里振奋阳气的功效。《针灸大成》曰："至阳：七椎下，俯而取之……主腰脊痛，胃中寒气，不能食……"

四、埋线疗法

中脘、足三里、胃俞、脾俞

（1）操作方法：上述穴位常规消毒，用现代一次性埋线针具，采用常规埋线方法，每 2 周 1 次，5 次为 1 个疗程。

（2）注解：埋线疗法适宜于慢性胃脘痛患者，临床时可根据患者的兼症加配相关穴位。

第十四节　胃下垂

胃下垂是指站立时，胃体离开正常位置而下垂，出现脘腹痞满、食少易饱、嗳气不舒、上腹坠胀等多种临床表现。属于中医学"胃痛""胃缓""痞满""腹胀"等范畴。中医学认为，本病的发生多因禀赋不足、长期饮食失节，或七情内伤，或劳倦过度所致，基本病机为脾胃失合，中气下陷，升降失常。

本病在既往十分常见，随着生活水平的提高，劳动强度的降低，本病的发病已明显减少。

一、艾灸疗法

1. 气海

（1）操作方法：可用温和灸，每次灸 30~50 分钟，每日 1 次，10 次为 1 个疗程。最宜用隔附子饼灸，疗效更佳，每次灸 7~10 壮，每日 1 次，7 次为 1 个疗程。

（2）注解：气海为元气之所会，生气之海，呼吸之根，凡气化蒸动之机均由此所发，其有固本培元、大补元阳之功，艾灸加强了气海升阳举陷的功效，使下陷的脏器得以提升。

2. 中脘

（1）操作方法：取中脘穴，治疗方法与气海穴相同。对病情严重、病程长的患者最宜与气海穴同用。

（2）注解：中脘为八会之腑会、胃之募穴，故善调理脾胃，用之可有疏通腑气，增强胃蠕动，促进胃排空的功效。艾灸则可补益脾胃，起到温中散寒、益气养血之效。

二、芒针疗法

1. 巨阙透肓俞

操作方法：用 6 寸芒针，自巨阙穴沿皮下缓缓捻转进针透至左肓俞穴，得气后，医者持针柄缓慢上提，以手下有重力感为度，患者感觉下腹部与脐周有上提感为佳。在上提针时速度宜慢，每次提针10分钟左右，然后留针20分钟。

2. 提胃穴、升胃穴

（1）操作方法：提胃穴在中脘穴旁开4寸，升胃穴在下脘穴旁开4寸。用5~6寸长的芒针分别朝向肚脐（或脐下）方向斜刺，得气后，将针捻转造成滞针的状态，然后再双手持针柄向上提拉30~50次，每隔5分钟左右可重复以上提拉手法，反复操作3~5次，最后解除滞针，即可取针。

（2）注解：以上两种方法可以单独运用，也可以结合交替运用，每次治疗结束后，不宜立即起床，先要平卧30~60分钟。巨阙为任脉之穴，肓俞为肾经与冲脉交会穴，由此透达，可极强地提升中气、健运中州。第二组选穴（提胃、升胃穴）均为腹部经外奇穴，两穴在腹部，能健脾益气、补中和胃，采用较强的手法，施以提拉专一手法，有利于胃下垂的回升，使下垂的脏腑得以提升。

三、埋线疗法

中脘、气海、脾俞、胃俞、足三里

（1）操作方法：上述穴位常规消毒，用现代一次性埋线针具常规操作，每15天埋线1次，5次为1个疗程。

（2）注解：胃下垂是一种慢性疾病，需要较长时间的治疗，埋线疗法对本病有较好的疗效，既可以节省患者就诊时间，也减轻了患者天天针刺的痛苦，是一种值得推广的好方法。

第十五节　呕吐

呕吐是临床常见病症之一，是由多种原因导致胃气上逆，迫使胃内容物从口中吐出的一种复杂病症。无论是胃腑本身病变还是其他脏腑的病变影响到胃腑，使胃失和降、胃气上逆，均可导致呕吐发生。

西医学根据呕吐发生的原因将其分为反射性呕吐和中枢性呕吐两类。反射性呕吐主要见于消化系统疾病、内脏炎症及眼、耳疾病；中枢性呕吐主要见于脑部疾病、药物反应或中毒及神经性呕吐等。针灸治疗主要针对消化系统疾病而致的呕吐，其他原因而致的呕吐需要针对原发疾病进行治疗。

一、毫针疗法

1. 内关

（1）操作方法：取双侧内关穴，常规消毒后，用1.5寸毫针直刺1寸左右，得气后，施以较强的捻转提插手法，留针30分钟，每10分钟行针1次。

（2）注解：内关为心包经之络穴，又与冲脉合于胃、心、胸，通阴维脉而主一身之阴络，用之能疏三焦之气血，上可宽胸理气，中可和胃降逆，主治中焦气机失调之胀满、胃痛、呕逆等症，降逆作用极强，是治疗呕吐、呃逆、打嗝等胃气上逆症状之特要穴，临床有"降逆第一穴"之称。

2. 中脘

（1）操作方法：取中脘穴，常规消毒后，用2寸毫针直刺1~1.5寸，得气后，施以较强的捻转提插手法，留针20分钟，每5分钟行针1次，起针后再加拔火罐10~15分钟。

（2）注解：中脘为胃之募、腑之会，具有和胃降逆、行气化滞、升清降浊的功效，为治疗胃病的要穴。胃主受纳和腐熟水谷；胃气主降，以降为和，呕吐则胃失和降、功能失司，取用中脘穴能恢复胃之功能，使胃气正常运行，从而呕吐自止。

二、刺血疗法

1. 尺泽

（1）操作方法：取双侧尺泽穴，常规消毒后，用一次性刺血针在此处瘀络点刺出血，至血色变而止。

（2）注解：取本穴点刺放血主要用于急性呕吐，治疗时以此处的瘀络为用。一般急性呕吐患者，此处瘀络非常明显，笔者通过临床运用来看可以说效如桴鼓，确具佳效。如曾治疗一名女性患者，50岁，政法干部。患者在洗漱时感觉有一股异味冲入腹内，立即引发剧烈呕吐，反复发作，十分痛苦，急从20余里地处赶来治疗。就诊时患者精神不振，言语痛苦，呕恶连连。立按上法处理，几分钟后症状逐渐缓解，观察半小时直至症状完全消失，一切平稳。3个小时后追踪观察，患者仅感稍有疲乏，别无其他不适。中医文献中，用尺泽穴治疗呕吐的记载甚早，《针灸大成》载曰："吐血尺泽功无比。"《针灸资生经》言："尺泽主呕泻上下出，胁下痛。"

2. 金津、玉液

（1）操作方法：取双侧穴位，常规消毒后，用一次性刺血针头将金津、玉液处怒张的静脉点刺放血，使瘀血出尽即可，然后用淡盐水清洁口腔。

（2）注解：金津、玉液二穴为经外奇穴，具有清热、生津、止呕的功能，其穴在舌下两旁，治疗时以此处怒张的静脉为用。刺出瘀血，以达"盛者泻之""菀陈则除之"的治疗原则，毒邪尽出，故而病愈甚速。

3. 风府

（1）操作方法：穴位常规消毒后，将此处的肌肉捏起，用一次性刺血针头点刺 2~3 下，然后拔罐 5~10 分钟，使之出血 2~3ml 即可。

（2）注解：在此处放血用于治疗呕吐于民间广为运用，是经验效穴，疗效确实，此处与口前后对应，是对应取穴的体现。风府为督脉穴位，并与足太阳、阳维脉交会，故其既能疏散外风，又能平息内风、镇静安神。

三、刮痧疗法

自风府穴至第 12 胸椎处

操作方法：涂植物油或刮痧油，用常规刮痧法，从上而下刮之，至督脉皮下瘀血发紫即可，一般刮痧完毕症状即可消失。

四、穴位贴敷疗法

1. 内关、中脘、神阙

操作方法：用生姜切成如硬币大小 2~3 分厚的姜片，贴敷于穴位上，用伤湿止痛膏固定。可用于慢性恶心、呕吐及晕车、晕船的预防，具有简单易操作的特点，在民间广为运用。

2. 涌泉

（1）操作方法：取黄连、姜半夏、吴茱萸、丁香各等份，研细粉，用生姜汁调成膏状，敷于穴位上，用止痛膏或敷贴固定。

（2）注解：涌泉为全身孔穴最下者，位置最低处，其性降泻，故有引火归原、平冲降逆的功效，再用以上药物，起到协同的引下之效，故对胃气上逆有极强的清泻作用，可达到快速止呕止吐的功效。

第十六节 呃逆

呃逆俗称"打嗝"，是临床的常见病症，患者病情轻重相差很大，轻者不治可愈，重者各种治疗亦难治愈。在西医学中称为"膈肌痉挛"，古代称之为"哕"。中医学认为，本病的发生常因饮食不节、情志不遂或正气亏虚而引起，其病机是气机上逆或冲气上逆动膈而致。正如《景岳全书》所言："致呃之由，总由气逆。"

导致呃逆的原因众多，有单纯性呃逆者，有兼见于其他疾病者，如胃神经官能症、胃炎、胃癌、肝硬化、脑血管病、尿毒症等多种疾病。

一、毫针疗法

1. 内关

（1）操作方法：取双侧内关穴，常规消毒后，用1.5寸毫针直刺1寸左右，得气后，施以较强的捻转提插手法，以患者能耐受为度，留针20分钟，或嗝止为度。

（2）注解：内关为手厥阴心包经的络穴，通阴维脉，可宽胸利膈、降逆止呕，通畅三焦气机，是治疗气逆上冲的要穴，对呃逆有较好的疗效。

2. 膻中

（1）操作方法：取膻中穴，常规消毒后，用1寸毫针向下平刺0.8寸左右，得气后，施以较强的捻转手法，留针20分钟，每5分钟行针1次。

（2）注解：膻中穴位近膈，又为八会之气会，为治疗各种气病之要穴，凡一切气机不调之病变均可取用本穴治疗，如肺气不降、胃气上逆、肝气不舒、心气郁滞等。如《行针指要歌》曰："或针气，膻中一穴分明记。"膻中功善理气降逆，可使气调而嗝止。

3. 膈俞

（1）操作方法：取双侧膈俞穴，常规消毒后，用1寸毫针向下斜刺0.8寸左右，得气后，施以较强的捻转手法，留针20分钟，每5分钟行针1次。

（2）注解：本病病位在膈，不论何种原因导致的呃逆，均是气逆冲动膈肌而致，因此针刺膈俞就可以达到利膈止呃的效果。

二、指压疗法

1. 攒竹

（1）操作方法：取双侧攒竹穴，用拇指或中指重力按压，力量以患者能耐受为度，连续按压 3~5 分钟，在按压时的同时令患者深吸气后屏住呼吸，然后用力下咽。

（2）注解：按压攒竹穴治疗呃逆证已在临床被广为运用，是治疗本病的经验效穴，疗效确实，尤其对于轻症初发病者多能立见其效，因此主要用于初发轻症患者。笔者在临床曾以本方法治疗多例相关患者，皆能随手而应，症状立解。注意在操作时应尽可能地用力，并让患者一定要配合做屏气动作，这是获取疗效非常关键的因素。

2. 翳风

（1）操作方法：同攒竹穴。

（2）注解：翳风穴为手少阳三焦经之腧穴，有疏调三焦之气的功能，三焦通行诸气，三焦经"主气所生病"。呃逆是因气逆而致，按压翳风穴就是通过疏调三焦之气而产生治疗作用，并达到治愈的目的。按压翳风穴治疗呃逆简单实效，对用攒竹穴治疗无效的患者可再使用本穴。如笔者曾治疗一名患者，男性，26 岁，发生呃逆 8 天，曾口服药物及偏方治疗未效而来诊，先于攒竹按压，症状未解，嘱患者休息 10 余分钟，再按压翳风，症状立解，观察 20 分钟未再发作而离开，第 2 日追访，言未再发。通过现代医学研究发现，翳风穴深处有面神经、迷走神经和耳大神经分布，刺激该穴能反射性地抑制迷走神经和膈肌的异常兴奋，缓解膈肌痉挛，平息呃逆。

三、穴位贴敷疗法

1. 神阙

操作方法：用麝香粉 0.5g，放入神阙穴内，用敷贴或胶布固定。本法主要用于呃逆实证，尤其对因肝郁气滞而致者有特效。

2. 涌泉

操作方法：用吴茱萸 10g，研成细末，用醋调成糊状，敷于双侧涌泉穴，用敷贴或胶布固定。该法可引火下行，适用于各种呃逆，尤对肝肾气逆而致的呃逆最为有效。

四、耳针疗法

耳中穴（耳穴膈）

（1）操作方法：在治疗前先嘱患者深吸一口气，然后屏住气，用细硬物（棉签、毫针针尾、拇指指腹等）点揉患者耳中穴，以重力操作（以患者耐受为度），一侧为用即可。

（2）注解：耳中穴在耳轮脚处，此处为膈肌反应点，有和胃降逆、祛风利膈的作用。因此刺激本穴可使膈肌痉挛消除，呃逆停止。

五、艾灸疗法

中魁

（1）操作方法：取双侧中魁穴，用麦粒大小艾炷灸，每次灸 5~7 壮；也可以做悬起灸，每次灸 20 分钟，或至症状消失为止。

（2）注解：中魁为经外奇穴，在中指背侧近侧指间关节的中点处。有较强的理气宽胸、降逆止呕作用，因其治疗恶心、呕吐、呃逆极为有效，所以在临床被广为运用，是降逆止嗝的特效穴。早在《针灸大成》中就记载有："治五噎，反胃吐食，可灸七壮，宜泻之。"

第十七节　腹泻

腹泻是以大便次数增多，便质稀溏或完谷不化，甚至如水样为主要表现的病证。中医称之为泄泻，大便溏薄而势缓者称之为"泄"，大便清稀如水而势急者称为"泻"。因二者在临床中常常相互转化，故并称为"泄泻"。前者是西医学所言的慢性肠炎，后者是指急性肠炎。中医学认为，本病的发生是因感受外邪、饮食所伤、情志失调、病后体虚及禀赋不足等而致。

腹泻一症主要见于西医学中的急、慢性肠炎，肠易激综合征，胃肠道功能紊乱，慢性非特异性溃疡性结肠炎，克罗恩病，肠结核等疾病。

一、毫针疗法

上巨虚

（1）操作方法：取双侧上巨虚，常规消毒后，用2寸毫针直刺1.5寸左右，得气后，施以较强的捻转提插补法，留针30分钟，每10分钟行针1次。每日1次。

（2）注解：上巨虚为大肠的下合穴，大肠为六腑之一,六腑病的主治原则是"首取其下合穴"，腹泻为大肠腑病，因此腹泻用上巨虚具有确实的疗效。如《针灸甲乙经》记载："飧泄、大肠痛，巨虚上廉主之。"临床若与天枢合用则疗效更佳，天枢为大肠之募穴，选取二穴符合治疗六腑病最基本的选穴原则，即"腑病首取其下合穴或其腹募穴"。天枢可针可灸，也可以针灸并用，在下面的灸法中详述，在此不再赘述。

二、艾灸疗法

1. 神阙

（1）操作方法：急性腹泻采用悬起灸，以回旋灸与雀啄灸结合应用，用急灸重灸法，以患者能耐受为度，至症状明显缓解或症状消失为止。慢性腹泻患者根据病情选择隔盐灸、隔附子饼灸、隔姜灸、隔胡椒饼灸，每次灸5~7壮。每日1次，7~10次为1个疗程。

（2）注解：神阙位于脐中，为先天之结蒂，后天之气舍，真气之所系，内连肠腹，具有温阳救逆、苏厥固脱、调肠和胃的作用，无论急、慢性腹泻皆可运用，尤其慢性腹泻更佳，正如《针灸资生经》所云："泄泻宜先灸脐中。"《铜人腧穴针灸图经》载曰："灸百壮，主小便不通，大便久泄。"

2. 至阳

（1）操作方法：在治疗前，先确定好穴位，一般腹泻患者在至阳穴位置会出现阳性反应点，在这一部位能找到压痛点，急性腹泻者尤为明显。以压痛点为中心点，施以回旋灸与雀啄灸结合的方法，至症状缓解或消失为止，每日1次，灸至病情痊愈。

（2）注解：至阳为督脉脉气之所发，督脉为阳气之海，至阳为阳中之阳，心为阳中之阳，灸之则可振奋胸中之阳气，温通胸阳。"小肠手太阳之脉……络心……属小肠""心手少阴之脉……出属心系，下膈，络小肠"。手太阳与手少阴相互络属，构成表里关系。心之气通于小肠，灸至阳穴，可振奋胸中阳气，温阳通络，使得小肠受盛化物、分别清浊的功能得以正常运行，标本兼治，泄泻自止。

3. 天枢

（1）操作方法：取双侧天枢穴，施以隔姜灸或悬起灸，隔姜灸每次灸 5~7 壮，悬起灸每次灸 30~50 分钟，以回旋灸与雀啄灸结合运用，每日 1 次。

（2）注解：天枢为大肠募穴，募穴是脏腑精气在腹部的结聚之处，具有直接调理脏腑的功能，尤其是对六腑病。大肠为六腑之一，《内经》中言"阳病行阴"，现代临床中关于六腑病的治疗原则有"六腑病取其募穴"的理论。据此可见，天枢对肠道有很好的调节功能，无论腹泻还是便秘均能调理，具有双向调节功能。在古医籍中，亦有用艾灸天枢穴治疗腹泻的相关记载，如《胜玉歌》云："肠鸣大便时泄泻，脐旁两寸灸天枢。"临床运用确有很好的疗效，笔者曾让多例慢性腹泻患者自行艾灸天枢穴，均取得了满意疗效。如所治的一名患者，男性，54 岁，慢性腹泻 4 年余，大便溏泄，每日 3~4 次，每当饮食不当即可加重，曾于多家医疗机构检查，诊断为慢性肠炎，但治疗乏效。后教患者在家自灸天枢，每日或隔日 1 次，共治疗 2 月余，症状消失。

4. 止泻

（1）操作方法：取双侧止泻穴，确定好穴位后采用温和灸法，每次灸 20~30 分钟，每日 1 次。

（2）注解：止泻穴为经外奇穴，位于踝部，当踝关节背屈 90°，在足外踝正下方，近跖底的赤白肉际处。本穴是近代医家发现的一个经验新穴，对腹泻有很好的治疗功效，所以名为"止泻"，对急性腹泻者尤佳。

三、穴位贴敷疗法

神阙

（1）操作方法：取五倍子适量，研末，用食醋或姜汁调成糊状敷脐，用纱布覆盖，2~3 日更换一次，适用于慢性腹泻。

（2）注解：神阙穴内连肠腑，对急、慢性肠炎均有治疗作用，再配合五倍子涩肠止泻的功效，会起到更好的治疗效果。对寒性腹泻者可用吴茱萸、丁香、肉桂适量，研细末，用姜汁调成糊状，贴敷于神阙穴处。

第十八节　便秘

便秘即大便秘结不通，主要表现为排便周期延长，或周期不长，但粪质干结，排出艰难，或粪质不硬，虽有便意，但排便不畅。在中医学中还有多种称谓，如"燥结""秘结""肠结""脾约""大便难"等。中医学认为，本病的发生多因饮食不节、情志失调、年老体虚或感受外邪导致。

西医学认为，便秘是排便次数明显减少，每2~3天或更长时间排便一次，无规律，粪质干硬，常伴有排便困难的病理现象。本病发病率甚高，尤其多见于老年人，多由于年老肾气亏虚，津液不足，不能濡润肠腑，故而出现便秘。目前西医尚无有效之法，多为治标而不治本之法，针灸自古就是治疗便秘的可靠之法，具有简单实效、标本兼治的特点，是针灸治疗的优势病种之一。

一、毫针疗法

1. 支沟

（1）操作方法：取双侧支沟穴，常规消毒后，用1.5寸毫针直刺1寸左右，得气后，施以较强的捻转提插泻法，留针30分钟，每10分钟行针1次。每日1次。

（2）注解：支沟是三焦经之穴，三焦通行诸气，总司全身气机和气化，针刺支沟穴可通调三焦气机，疏通经络，使经气宣上导下，气机复于调畅，传化有序，则便秘可愈。本穴是治疗便秘之要穴，有便秘"第一穴"之称，流传下来的针灸医籍中多有相关记载，如《针灸神书》云："大便闭塞不能通，气上支沟阳有功。"支沟与他穴配用，治疗便秘的记载更多，如《杂病穴法歌》云："大便虚秘补支沟，泻足三里效可拟。"《玉龙歌》云："大便闭结不能通，照海分明在足中，更把支沟来泻动，方知妙穴有神功。"在临床上，根据患者的具体情况用支沟穴与他穴配合运用更能提高疗效，常用的有支沟配照海治疗血虚便秘、支沟配天枢治疗实秘、支沟配足三里治疗气虚便秘、支沟配丰隆治疗热秘、支沟配气海治疗虚寒便秘等组合运用。

2. 照海

（1）操作方法：取双侧照海穴，常规消毒后，用 1.5 寸毫针直刺 1 寸左右，施以捻转补法，留针 30~40 分钟，每 10 分钟行针 1 次。每日 1 次。

（2）注解：照海为足少阴肾经之穴，又为八脉交会穴之一，通阴跷脉，功善滋阴泻火，是滋阴的重要穴位，在临床中有"滋阴第一穴"之称。凡因阴虚不能濡润肠腑，大便燥结难下的均可取用本穴。针刺照海穴可滋补肾阴、润肠通便，起到"增水行舟"之效，用于阴虚便秘。若与支沟合用疗效更佳，支沟泻三焦火，照海补肾阴，二穴相辅相成，相得益彰，功效卓著。

3. 腹结

（1）操作方法：取双侧腹结穴，常规消毒后，用 2 寸毫针直刺 1.5 寸左右，得气后施以较强的捻转提插泻法，留针 30~40 分钟。每日 1 次。

（2）注解：本穴为脾经之穴，穴在腹部，是腹气结聚，肠道盘回曲结之所，所以名为"腹结"。故刺激本穴能通调肠腑，主治胃肠气血不畅之疾，有效改善肠道运行功能，使大便恢复正常。

二、艾灸疗法

1. 大肠俞

（1）操作方法：患者取俯卧位，取双侧穴位，用温和灸，以患者感到灸处温热为度，每次 20~30 分钟。每日 1 次，10 次为 1 个疗程，至大便正常为止。

（2）注解：大肠俞为大肠之背俞穴，具有直接疏调肠腑的功能，艾灸大肠俞可疏理腹中气机，增强肠道传导功能，有效改善大便失调。

2. 天枢

（1）操作方法：取双侧天枢穴，采用温和灸的方法，热度以患者能耐受为宜，每次灸 20~30 分钟。每日 1 次，10 次为 1 个疗程，至大便正常为止。

（2）注解：天枢为胃肠腑之枢纽，具有斡旋身体气机使其正常运转之枢纽作用，因此称之为天枢。本穴具有调理肠胃的功能，尤其对肠道有很好的调整功效，故为大肠之募穴，对肠道具双向调节作用，是治疗肠道疾病的重要穴位。取天枢治疗便秘，无论针之或灸之均有显著的疗效，是临床治疗便秘的重要穴位。

三、埋线疗法

天枢、便秘点（天枢外平开1寸）、腹结、大肠俞

操作方法：以上穴位局部常规消毒，用现代一次性埋线针具，埋线常规操作法，每15天1次。

四、穴位贴敷疗法

神阙

操作方法：用芒硝30g，冰片10g，研末，用布包敷于穴位，取纱布固定，每1~2日一换。也可以用一定量的何首乌，研末过筛备用，将何首乌粉填于脐中，以填满为度，上覆纱布后固定，并用双手掌（左手置于右手背上）心置于脐上，顺时针按摩5分钟左右，每日早晚各1次，连用10天。

第十九节　水肿

水肿，又名水气，指人体水液停留，泛溢肌肤，引起头面、眼睑、四肢、腹部，甚至全身水肿，严重者可伴有胸水、腹水。中医学认为，水肿是全身气化功能障碍的一种表现，常因风水相搏、水湿浸渍、湿热内蕴、脾虚湿困、阳虚水泛，致肺、脾、肾三脏功能失调，三焦水道失畅，水液停聚，泛溢肌肤而成。根据水肿之表现分为阳水与阴水两大类。

水肿的产生原因复杂，病情多较严重，可见于西医学中的多种疾病，常见于急、慢性肾炎，心衰，肝硬化，贫血，内分泌失调，营养障碍等。

针灸治疗水肿有较好的作用，早在《素问·水热穴论篇》中就有相关记载："帝曰：水俞五十七处者，是何主也？岐伯曰：肾俞五十七穴，积阴之所聚也，水所从出入也。"《灵枢·水胀》载曰："肤胀、鼓胀可刺邪？岐伯曰：先泻其胀之血络，后调其经，刺去其血络也。"之后的诸多针灸医籍皆有关于水肿治疗的记载，如第一部针灸专著《针灸甲乙经》指出了治疗各类水肿的针灸用穴，《针灸甲乙经》之后的诸多医籍亦有专篇论述，如《备急千金要方·水肿》《针灸大成·水肿门》《景岳全书·肿胀》等中皆有水肿的针刺治疗处方，可见古医家对用针灸治疗水肿十分重视，并留下了丰富的临床经验。

一、毫针疗法

1. 阴陵泉

（1）操作方法：取双侧阴陵泉，常规消毒后，用 2 寸毫针针刺 1.5 寸左右，得气后，施以较强的捻转提插泻法，留针 30~40 分钟。每日 1 次，10 次为 1 个疗程。

（2）注解：阴陵泉为脾经脉气所入之合水穴，用之则健脾运、化湿滞而淡渗利湿，自古就是治疗水肿之要穴。如《百症赋》云："阴陵水分，去水肿之脐盈。"《杂病穴法歌》言："心胸痞满阴陵泉……小便不通阴陵泉。"《千金翼方》谓其："主水肿。"

2. 复溜

（1）操作方法：取双侧复溜穴，常规消毒后，用 1.5 寸毫针直刺 1 寸左右，得气后，施以平补平泻捻转手法，留针 30 分钟，每 10 分钟行针 1 次。每日 1 次，10 次为 1 个疗程。

（2）注解：复溜为足少阴肾经经穴，功善疏通肾经经气，行气化水，通调水道，是利水消肿之要穴。如《灵光赋》载曰："复溜治肿如神医。"《备急千金要方》谓："复溜、丰隆……主风逆四肢肿。"《铜人腧穴针灸图经》云："肿水气胀满，复溜、神阙。"这些皆是古医家用复溜穴治疗水肿的临床经验。

二、艾灸疗法

1. 肾俞

（1）操作方法：患者取俯卧位，取双侧肾俞，采用悬起灸，以回旋灸配合雀啄灸，每次灸 30~50 分钟。每日 1 次，10 次为 1 个疗程。

（2）注解：《景岳全书·肿胀》云："凡水肿等证，乃肺、脾、肾三脏相干之病。盖水为至阴，故其本在肾。"肾俞为肾之精气结聚于背部的背俞穴，根据"阴病行阳"理论，独灸肾俞可温补命门以摄膀胱，故取用背俞穴有极佳的疗效，尤其是肾病水肿。

2. 水分

（1）操作方法：确定穴位，用隔附子饼或温和灸。隔附子饼灸每次灸 5~7 壮，每日 1 次，7 次为 1 个疗程；温和灸以患者能耐受为度，每次 30 分钟，每日 1 次，10 次为 1 个疗程。

（2）注解：水分为任脉与足太阴经之交会穴，位于小肠，可泌别清浊，分利水湿。水谷至此，清者复上输于脾，水液入膀胱，渣滓入大肠，故用之能分利水湿，达到利水消肿之效。尤其以腹部水肿者最为适宜。

三、穴位贴敷疗法

1. 神阙

（1）操作方法：取车前子 10g，研为细末，与独头蒜 5 枚，田螺 4 个捣成泥，敷神阙穴处，每日 1 次。

（2）注解：本法适用于全身水肿或腹水者。

2. 涌泉

（1）操作方法：蓖麻子 50 粒，薤白 3~5 个，共捣烂敷涌泉，每日 1 次。

（2）注解：本法适用于全身水肿或腹水者。

第二十节　癃闭

癃闭是以排尿困难、少腹胀痛，甚则小便不通为主症的一种疾病。癃是指小便不畅，点滴而出，病势较缓；闭是指小便欲解不能，胀急难通，病势较急。癃与闭都是指排尿困难，只是程度上有所不同，两者往往相互转化，故常合称为"癃闭"。

中医学认为，本病的发生常因湿热下注、肝郁气滞、肾气亏虚以及尿路瘀阻导致三焦气化不利，膀胱开阖失司。《内经》言："膀胱者，州都之官，津液藏焉，气化则能出矣。""膀胱不利为癃。"

引起癃闭的原因众多，可见于西医学的多种疾病，凡排尿不畅及完全不能排尿的疾病均归属于本病范畴。

一、毫针疗法

1. 秩边

（1）操作方法：患者取俯卧位或侧卧位，常规消毒后，用 5 寸毫针，针尖指向前阴部，针体与皮肤呈 70° 角左右，快速刺入穴位，进针约 4 寸，得气后，施以较强的捻转提插手法，使针感传达到前阴部，至患者产生尿意即可出针。

（2）注解：秩边穴为足太阳膀胱经之穴，内应膀胱，故有疏调膀胱气化的功能，深刺可达前后二阴，性善疏利，有清理下焦、通利水道的功效，从而使小便得利。

2. 石门

（1）操作方法：准确定穴，常规消毒后，用 3 寸毫针向下斜刺 2 寸，得气后，用捻转提插泻法，当有尿意时出针。

（2）注解：石门穴位于小腹部位，属于任脉，内应于膀胱，为三焦经气汇聚之募穴，故针刺本穴可调理三焦气化，通利水道，从而使小便通畅。正如《针灸大成》所言，石门穴主小便不利。孕妇慎用。

3. 足五里

（1）操作方法：取双侧足五里，常规消毒后，用 2 寸毫针直刺 1.2~1.5 寸，得气后，施以较强的捻转提插泻法，每次行针 3 分钟，直至有尿意，若不能排尿，可留针，每隔 5 分钟反复行针，直到排尿为止。

（2）注解：足五里为足厥阴肝经经穴，足厥阴肝经"循股阴，入毛中，过阴器，抵小腹……"肝经与小腹直接联系，小腹是膀胱之宅所，用足五里可以直接疏调小腹之气血，且足五里善清热利湿，调理下焦，所以对膀胱湿热而致的癃闭有特效。如《针灸甲乙经》中云："少腹中满，热闭不得溺，足五里主之。"《铜人腧穴针灸图经》有言："（足五里）治肠中满，热闭不得溺。"《针灸大成》曰其："主肠中满，热闭不得溺。"

二、指压疗法

中极

（1）操作方法：嘱患者平卧，术者用右手掌根先轻轻按揉中极部位数次，然后用拇指由轻至重，点、按、压、揉中极穴，反复操作数次，直到能够排尿为止。

（2）注解：癃闭的发生因膀胱气化不利所致，中极穴为膀胱经气汇聚之募穴，内应膀胱，又是任脉与足三阴之交会，用之能调理下焦，直接通利膀胱，而使小便通利。本穴既可以用毫针刺，也可以用艾灸或指压法，均能获得显著疗效。指压法操作安全，方法简便，简单易操作，在急性发作时可以先用指压法，使闭证得以解决后，再施以针刺或艾灸进一步调理，巩固疗效。如笔者曾治一名患者，青年男性，31 岁，因阑尾炎术后 6 小时，出现小腹胀急，小便欲解难下，患者烦躁不安，舌苔黄，脉数。即以指压本穴，反复操作，10 余分钟后即有少量尿排出，再次反复指压后，不断有尿液外排，20 余分钟尿液基本排净，症状基本消失。

三、艾灸疗法

1. 关元

（1）操作方法：取连须葱白 250g，花椒 15g，放锅中炒热后捣匀，趁热贴敷于关元穴，其上再加灸，直到有尿意或排尿后结束，主要用于闭证。也可以用艾条温和灸，每日 1 次，主要用于癃证。

（2）注解：关元穴位于膀胱所在之处，又是足三阴与任脉之会，癃闭的发生主因膀胱气化不利，或肾失开阖。艾灸关元穴能温补肾阳，温煦有力则助气化，培肾固本，使肾开阖有时，膀胱气化通利，小便畅通。

2. 神阙

（1）操作方法：取食盐急炒至发黄，待温热时用盐填平神阙穴，再用 2 根较粗的葱白加适量白矾捣烂制成 0.3cm 厚的饼置于盐上，再将艾炷置于葱饼上施灸，直到有尿意或能排尿时为止。

（2）注解：该法对闭证有很好的疗效，且安全方便，疗效可靠，操作简单，值得在临床推广运用。如笔者曾治疗的一名患者，男性，69 岁，因前列腺疾病导致排尿不畅多年，间断性服用西药，病情时轻时重，本次突发不能排尿，家人紧急打电话求助，笔者随告知备用以上物品并紧急赶到，经用上述方法治疗 10 余分钟即有尿意，开始少量排尿，继续施灸，则尿量渐多，最终排尿顺畅。后再进一步针刺 1 个疗程，症状完全缓解。

四、穴位贴敷疗法

1. 神阙

（1）治疗方法一：鲜青蒿敷灸。取鲜青蒿 200~300g，捣碎，保留汁液，敷于神阙穴，上覆 25cm×30cm 油纸或塑料纸，再置棉垫 1 块，用胶布固定，直到排尿后除去。

（2）治疗方法二：甘遂敷灸。将甘遂 15g 碾为细面，另将甘草 10g 加水煎取汁，再将生姜 3g 与葱白适量捣成膏状。敷灸时先将甘遂末 5g 撒于神阙穴内，以葱姜膏贴在上面，盖以纱布，用胶布固定，再将甘草汤饮下。

（3）治疗方法三：栀子敷灸。取栀子 10 个，大蒜 1 头，食盐少许，共捣烂，敷于神阙穴处，上盖纱布，用胶布固定。

2. 中极

操作方法：取甘遂末 9g，兑入麝香（或冰片）少许、面粉适量，用温开水调成膏状，贴敷于中极穴，敷药面直径约 7cm，外以塑料布覆盖，胶布固定，加用热敷使其温热，直到排尿为止。

第二十一节　淋证

淋证是指以小便频数，淋漓刺痛，尿之不尽为主症的一种病症。中医学认为，本病的发生常因外感湿热、饮食不节、情志失调、禀赋不足或劳伤久病而致。临床根据其症状和病因病机分为六种，即热淋、气淋、石淋、血淋、膏淋、劳淋。

淋证可见于西医学中的泌尿系感染、结石、结核、肿瘤和急慢性前列腺炎、乳糜尿等疾病，这些疾病的治疗可以参阅本节。临床主要表现为尿频、尿急、尿痛、血尿、排尿异常、腰痛。

一、毫针疗法

1. 行间

（1）操作方法：取双侧行间穴，常规消毒后，用 1 寸毫针向上斜刺 0.5~0.8 寸，得气后，施以较强的捻转泻法，留针 30 分钟，每 10 分钟行针 1 次。

（2）注解：行间为肝经之荥火穴，本经之子穴，性善清泻。小腹、生殖系统与肝经关系最密切，淋证多为下焦湿热所致，故取行间清下焦湿热、行气通淋。

2. 曲骨

（1）操作方法：穴位常规消毒后，用 2 寸毫针，向下斜刺 1.5 寸左右，得气后，施以捻转泻法，留针 30 分钟，每 10 分钟行针 1 次。

（2）注解：曲骨位于下腹部，内应膀胱和内生殖器，为任脉与足厥阴肝经之交会，二脉皆与生殖关系密切，刺之可疏调二经之经气，泻之则清利湿热。本穴孕妇慎用。

3.气海

（1）操作方法：穴位常规消毒后，用 2 寸毫针向下斜刺 1.5 寸左右，得气后，施以较强的捻转手法，使针感向会阴部放射，留针 30 分钟，每 10 分钟行针 1 次。

（2）注解：气海穴位于下腹部，其下为膀胱、生殖系统，根据"腧穴所在，主治所在"，故可用于治疗泌尿生殖系统疾病。其在淋证治疗方面有着独特的疗效，是古往今来所用的临床要穴。如《席弘赋》云："气海专能治五淋，更针三里随呼吸。"《灵光赋》言："气海血海疗五淋。"孕妇慎用本穴。

二、艾灸疗法

神阙

（1）操作方法：先用食盐填平脐部，于盐上再置以大艾炷，每次灸 3~5 壮，每日 1 次，7 次为 1 个疗程。

（2）注解：神阙位于脐中，为先天之结蒂，后天之气舍，是人身重要穴位之一。艾灸神阙有温补元阳、振奋脾肾的功能，以运转水液之下源。

三、穴位贴敷疗法

中极

（1）操作方法：取甘遂 30g，麝香少许（也可以用冰片代替），面粉适量。先将甘遂研细末装瓶备用，用时取药粉 10g，加入少许麝香或冰片、面粉，以温开水调成糊状，敷于中极穴处，面积大小约 6cm×6cm，用塑料薄膜覆盖，胶布固定。每日 1~2 次，可以定时加热。

（2）注解：中极位于小腹，正当膀胱与生殖系统处，又为膀胱募穴，是治疗小便不利诸症的首选穴。

第二十二节 泌尿系结石

泌尿系结石包括肾、输尿管的上尿路结石和膀胱、尿道的下尿路结石，上尿路结石主要表现以腰腹部绞痛、血尿为主要特点，下尿路结石以排尿困难和尿流中断为主要特点。

本病属于中医学"石淋""砂淋""血淋"范畴。中医学认为，饮食不节、下焦湿热、肾阳不足而致结石是本病的基础；在机体排石过程中，结石刺激脏腑组织是产生疼痛的直接原因；结石伤及脏腑组织黏膜、血络则会出现尿血。

毫针疗法

1. 气海

（1）操作方法：穴位常规消毒后，取2寸毫针直刺1.5寸左右，得气后，施以较强的捻转手法，留针30分钟，每10分钟行针1次。每日1次，7次为1个疗程。

（2）注解：气海为元气所生之处，具有调补下焦气机、补肾虚、益元气、振阳固精之功效。对淋证具有特效作用，是历代医家所用之效穴。如《针灸大成》载："气海专能治五淋，更针三里随呼吸。"《灵光赋》言："气海血海疗五淋。"气海穴对肾结石、输尿管结石、膀胱结石及尿路结石均有佳效，皆是首选穴位。孕妇慎用本穴。

2. 太溪

（1）操作方法：取双侧太溪穴，常规消毒后，用2寸毫针直刺1.5寸左右，得气后，施以较强的捻转手法，留针30分钟，每10分钟行针1次。每日1次，7次为1个疗程。

（2）注解：太溪为肾经之输穴、原穴，为肾脉之根，先天元气之所发，所以能调治三焦、畅通气机、益肾补虚、行气化水，对肾结石、输尿管结石和膀胱结石所致的疼痛有很好的调治作用。笔者以本穴治疗肾结石绞痛、输尿管结石均取得了显著疗效。如笔者曾治疗的一名患者，女性，58岁，突发腰腹疼痛，疼痛剧烈，并伴恶心、呕吐、尿频、尿急，患者甚至在地上翻滚。检查见右中下腹部压痛、右肾区叩击痛。诊断为石淋（输尿管结石）。即针刺双侧太溪穴，施以中强度刺激手法，3 分钟后疼痛明显缓解，留针 30 分钟，起针后经做尿常规及 B 超等检查，确诊为本病，继续针刺 3 次，诸症消失。

3. 精灵

（1）操作方法：取用双侧精灵穴，常规消毒后，用 1 寸毫针直刺 0.8 寸左右，得气后，施以较强的捻转泻法，留针 20~30 分钟，每 5 分钟行针 1 次。

（2）注解：本穴为经外奇穴，在手背第 4、5 掌骨间隙后缘，腕背横纹与掌骨小头连线中点的凹陷处。本穴所处的位置在三焦经脉上，其具有调畅三焦、疏通水道的作用，故对泌尿系结石有较好的止痛作用。

第二十三节　高脂血症

高脂血症是指人体血液中一种或多种脂质含量高于正常值而导致的疾病。此病是造成脑卒中、冠心病、心肌梗死、心脏猝死等疾病的危险因素，也是促发高血压、糖耐量异常、糖尿病的一个重要因素。

中医学无"高脂血症"病名，可归属于"眩晕""头痛""痰浊"等范畴。主要表现为头晕、神疲乏力、失眠、健忘、肢体麻木、胸闷、心悸等症状，多见于超体重的患者。中医学认为，本病的发生在于血脉不畅、气滞血瘀、痰阻脉络等导致经络气血运行失常。其发病的根本在于脾的运化功能失常，使机体精微物质不能正常化生、变化、转化和排泄。

目前本病发病率甚高，已由过去的高龄化逐渐转向年轻化，成为时下的高发疾病，同时该病还是心脑血管疾病的重要发病因素，因此积极防治高脂血症有着重要的意义。针灸疗法有着确实的效果，值得临床深入研究与推广运用。

一、毫针疗法

内关

（1）操作方法：每次取一侧内关穴，左右交替用穴，用 1.5 寸毫针直刺 1 寸左右，得气后，施以小幅度的捻转提插手法，每次 2 分钟，留针 20 分钟，每5分钟行针1次，方法同前，10次为1个疗程。

（2）注解：内关为手厥阴心包经的络穴，八脉交会穴之一，通于阴维脉，心包经与阴维脉均经过心、胸、胃，故是胃、心、胸疾患之要穴，而善于宽胸理气、和胃化痰，因此用内关穴治疗本病有显著的疗效。

二、艾灸疗法

1. 神阙

（1）操作方法：采用隔盐灸或悬起灸。隔盐灸先将食盐填平脐，上置小艾炷，每次灸5~7壮。悬起灸用温和灸的方法，以患者感到施灸处温热为度，每次灸30分钟左右。每日1次。

（2）注解：神阙穴归属于任脉，居于腹部，脐中央，内邻脾胃，灸之能温运脾阳、和胃理肠，因此可对高脂血症起到治疗作用。通过现代医学研究发现，本穴对内分泌、免疫、血液、循环、消化、生殖等多系统有良好的调节作用。

2. 足三里

（1）操作方法：取双侧足三里，采用悬起灸，以患者穴位处温热为度，每次灸20~30分钟，每日1次。

（2）注解：足三里为足阳明胃经之合穴、胃腑之下合穴，为治疗消化系统的特要穴，可统治脾胃一切疾病，在临床有"肚腹三里留"之用。通过艾灸本穴，可调理脾胃、化痰理气而达到降脂的功效。

三、刺血疗法

丰隆

（1）操作方法：取双侧丰隆穴周围之瘀络，常规消毒后，用一次性刺血针头将丰隆穴周围的瘀络点刺出血，至血色变而止，出血不畅者可加拔罐使之出血，尽可能使瘀血出尽。根据出血量可每7~10天刺血一次，轻中度患者3~5次可使血脂恢复正常。若刺血配合毫针刺效果更佳，取用2寸毫针，一般针刺1.5寸深，施以较强的提插捻转泻法，每日或隔日1次，10次为1个疗程。

（2）注解：中医学认为本病的发生主要与痰有关，痰的发生则因脾失健运而致。丰隆穴为胃经之络，络于脾，因此用丰隆穴能健脾和胃、利湿化痰、升清降浊，在祛痰化痰方面功效强大，故在《针灸甲乙经》中将丰隆穴称为"痰会"，成为临床祛痰的"第一穴"。多数高脂血症患者在此处会出现明显的瘀络，将此处瘀络点刺出血可使邪有出路，以达"菀陈则除之"。笔者通过长期的临床观察发现，在此处瘀络刺血治疗本病有显著的疗效，是一种既简单又有效的好方法。如笔者曾治疗的一位患者，男性，45 岁，2 年前通过西医检查确诊为高脂血症，曾间断性服药。本次感觉头痛而胀，头晕不清楚，混混沌沌，身体困重并嗜睡 20 余天，于当地县级医院检查，仍诊断为本病。检查结果：总胆固醇 8.95mmol/L，甘油三酯 3.75mmol/L，低密度脂蛋白 4.05mmol/L，高密度脂蛋白 0.8mmol/L。服用药物未效而来诊。检查见患者身体肥胖，神疲倦怠，舌质紫暗，苔黄腻，脉沉滑。以上述方法治疗，2 次后自我感觉症状消失，共刺血治疗 5 次，毫针治疗 15 次，化验检查指标恢复正常。

第二十四节　消渴

消渴即西医学所称的糖尿病，主要以多饮、多食、多尿、形体消瘦为主要特点，临床上简称为"三多一少"。发病与三焦有密切关系，病在上焦者与肺关系密切，称之为上消，其主因在于肺燥；病在中焦者与脾胃关系密切，称之为中消，其主因在于胃热；病在下焦者与肾关系密切，称之为下消，其主要原因在肾虚。病变脏腑主要在肺、胃、肾，又以肾为关键。

目前，随着社会因素、生活方式的改变，本病发病率呈明显上升趋势。由于本病目前尚无有效的治疗方法，一般为终身用药，因发病率高、并发症高、治愈低，所以又有"不死癌症"之称，成为时下影响人类健康的重要疾病。因此找到一种预防与治疗本病的有效方法十分迫切，针灸疗法是值得进一步进行深入研究的可行方法。

一、毫针疗法

1. 合谷

（1）操作方法：取双侧合谷穴，常规消毒后，用 2 寸毫针直刺 1 寸左右，得气后，施以捻转手法，留针 30 分钟。每日 1 次，10 次为 1 个疗程。

（2）注解：合谷穴为手阳明大肠经之原穴，手阳明大肠经"是主津所生病"，津是人体气血水液的主要组成成分之一。消渴为津液之病，因此针刺合谷穴治疗消渴具有特效。通过现代医学研究发现，针刺手阳明大肠经可以促进胰岛素分泌。

2. 养老

（1）操作方法：取双侧养老穴，常规消毒后，用 1.5 寸毫针直刺 1 寸左右，得气后，施以较强的捻转手法 2 分钟，留针 1 小时，每 20 分钟行针 1 次，每次重复上述手法。每日 1 次，15 次为 1 个疗程。

（2）注解：养老穴为手太阳小肠经之郄穴，善治本经的痛证。但在民间有用本穴治疗消渴的经验，通过临床运用看，疗效非常好，确实对血糖有调节作用，主要用于早期轻症患者。笔者在临床曾以本穴治疗多例早期轻中度糖尿病患者，取效十分理想，能使患者的症状消失，血糖恢复正常，但需要一定时间的持续治疗，方能达到治愈目的。

3. 然谷

（1）操作方法：取双侧然谷，常规消毒后，用 1.5 寸毫针直刺 1 寸左右，得气后，施以较强的捻转手法，留针 30~40 分钟，每 10 分钟行针 1 次。每日 1 次，10 次为 1 个疗程。

（2）注解：然谷为足少阴肾经之荥穴，"荥主身热"，能清泻肾经之虚火，滋肾阴，对肾阴虚而致的消渴有较好的治疗作用。《针灸大成》云："（然谷）主……烦满，消渴。"

4. 胃脘下俞

（1）操作方法：取双侧穴位，常规消毒后，用 1 寸毫针向脊柱方向斜刺 0.5 寸左右，得气后，施以捻转手法，留针 30 分钟，每 10 分钟行针 1 次，10 次为 1 个疗程。

（2）注解：本穴为经外奇穴，在脊柱区，第 8 胸椎棘突下，后正中线旁开 1.5 寸，内应胰腺，为胰腺之经气输注于背部之处，具有生津止咳之效，对血糖有良好的调节功能，早在古代就有用本穴治疗消渴的经验，如《备急千金要方》载："消渴，咽喉干，灸胃管下俞（本穴原名胃管下俞）三穴各百壮。穴在背第八椎下横三寸间，灸之。"因此今人有建议将本穴更名为胰俞穴。

二、艾灸疗法

1. 神阙

（1）操作方法：采用温和灸，以患者感到施灸部位温热、舒适为度，每次灸 30~50 分钟，每日 1 次，10 次为 1 个疗程。

（2）注解：神阙位于脐中，为真气之所系，生命之根蒂，艾灸神阙有温补元阳、益气健脾、和胃理肠的作用，有通调三焦之效，对全身功能调节有重要作用，因此长期艾灸对消渴患者的血糖有良好的调节功效。

2. 大椎

（1）操作方法：采用温和灸，以患者感到施灸部位温热、舒适为度，每次灸 50 分钟，每日 1 次，10 次为 1 个疗程。

（2）注解：大椎穴为督脉之腧穴，又是手足三阳之会，有统领诸阳经，宣通诸阳的作用，故为调整全身功能的重要穴位。艾灸大椎穴有温经通阳、清脑醒志、益气固表、济阴和营、清热敛汗之功。长期艾灸此穴对血糖有良好的调节作用。

3. 阳池

（1）操作方法：取双侧阳池穴，施以温和灸，以患者穴位处温热为度，每次灸 30 分钟，每日 1 次，10 次为 1 个疗程。

（2）注解：阳池为三焦经之原穴，《素问·灵兰秘典论篇》云："三焦者，决渎之官，水道出焉。"《灵枢·本输》云："三焦者，中渎之府，水道出焉，属膀胱。"这说明三焦有水液代谢功能。在《难经·三十八难》又言："三焦也，有原气之别焉，主持诸气。"又在《难经·六十六难》中说："三焦者，原气之别使也，主通行三气，经历于五脏六腑。"这又说明了三焦与人体原气有直接的关系。通过调节三焦的功能可以通行诸气、运行水液，有效改善人体内分泌功能，全面调节血糖、血脂、蛋白质的代谢。阳池为原穴，原穴气血最为充盛，因此艾灸阳池能通达三焦，有效调节水液的运行，从而改善血糖。近代日本医家善用本穴治疗消渴，如近代医家泽田健、代田文志医案中都有用阳池穴治疗本病的记载。

第二十五节　眩晕

眩是眼花，晕是头晕。轻者闭目自止；重者如坐舟车中，旋转不定，以致不能站立；并可伴有恶心、呕吐、出汗、头痛、心悸等症状。又称"头眩""掉眩""冒眩""风眩"等。中医学认为，此病症多与忧郁恼怒、恣食厚味、劳伤过度及外伤跌仆等有关。情志不舒，气郁化火，风阳升动，即"无风不作眩"；嗜食肥甘厚味，脾胃健运失司，聚湿生痰，痰湿中阻，清阳不升，浊阴上蒙清窍，即"无痰不作眩"；素体虚弱，或病后体虚，气血不足，清阳不展，清窍失养，或过度劳伤，肾精亏耗，脑髓不充等，即"无虚不作眩"；以及损伤跌仆，头脑外伤，瘀血阻窍，均可导致眩晕。

眩晕可见于西医学中的高血压、低血压、心律不齐、心力衰竭、低血糖、梅尼埃病、颈椎病、椎–基底动脉供血不足、贫血、脑血管病、中毒、感染等多种疾病中。

一、毫针疗法

1. 风池透风府

（1）操作方法：取双侧风池穴，常规消毒后，用1.5寸毫针平刺透风府穴，得气后，施以强刺激捻转手法，留针20分钟，每5分钟行针1次。每日1次，7次为1个疗程。

（2）注解："无风不作眩"，风是导致眩晕的重要原因，风池穴是祛内外风之特效穴，无论内风还是外风皆能治疗，又"诸风掉眩皆属于肝"，肝胆互为表里，风池属于足少阳胆，肝胆互为表里，所以用风池穴治疗眩晕具有特效，是历代治疗眩晕的要穴。如《通玄指要赋》言："头晕目眩，要觅于风池。"针刺风池穴治疗眩晕既有很强的理论性，也有可靠的实效性，笔者在临床经常独用本穴或以本穴为主治疗眩晕。如曾治疗的一名患者，女性，38岁，就诊3日前晨起时出现眩晕，感觉头晕眼花，难以站立，恶心欲呕，就近就诊用药治疗，效不佳。检查见患者面色苍白，精神不振，舌质淡暗，苔薄白，脉沉细而涩，尺部脉弱。即按上法处理，10分钟后症状改善，留针半小时起针后，诸症消失。

2. 曲池

（1）操作方法：取双侧曲池穴，常规消毒后，用 2 寸毫针直刺 1.5 寸左右，得气后，施以较强的捻转手法，留针 30 分钟，每日 1 次，10 次为 1 个疗程。

（2）注解：曲池为手阳明大肠经之合穴，本穴具有走而不守、通上达下、宣导气血的功用。又因阳明多气多血，曲池为阳明之合穴，"合主逆气而泄"，故曲池清头明目的作用非常好，对实证引起的眩晕具有特效。

3. 内关

（1）操作方法：取双侧内关穴，常规消毒后，用 1.5 寸毫针直刺 1.2 寸左右，得气后，施以较强的捻转手法，留针 30 分钟。每日 1 次，10 次为 1 个疗程。

（2）注解：内关穴可以治疗多种原因导致的眩晕。内关为手厥阴心包经之穴，心包代心受邪，心主血脉，所以对心血管系统有卓著的疗效，为心脏疾病导致的眩晕首选穴；手厥阴心包与足厥阴肝为同名经，同名经同气相求，有良好的疏肝解郁作用，尤其与肝经之原穴太冲合用，为同名经原络配穴法，对肝郁气滞、肝阳上亢而致的眩晕有佳效；内关为降逆止呕之要穴，所有眩晕较重的患者均有严重的呕吐，针刺内关穴可疏调三焦气机，降逆和胃，有解痉止吐之效，尤其与曲池穴合用，可达到止晕止吐之效。

二、刺血疗法

耳尖

（1）操作方法：取双侧耳尖穴，先反复捏揉，使其充血明显，常规消毒后，再捏紧耳尖用一次性刺血针头点刺出血，一般使其出血 10 滴即可，同时在耳背的瘀络点刺放血，每周 1~2 次。

（2）注解：耳尖虽为经外奇穴，但是作用甚广，耳为"宗脉之所会"，有多条经络会聚于耳，肾开窍于耳，所以通过耳尖及耳背的刺血可以治疗多种疾病。耳尖性善清散，通过刺血，可以起到清热泄热、清头明目的功效，对头晕有较好的作用。凡不是由贫血、低血压所致者运用皆有佳效。

三、艾灸疗法

百会

（1）操作方法：用温和灸，热度以患者能耐受为度，每次灸 30~50 分钟，每日 1 次，至症状消失为止。

（2）注解：《内经》言："上虚则眩……髓海不足，则脑转耳鸣。"这是由于气血虚弱，血不上奉，髓海空虚失养而致的眩晕，即"无虚不作眩"。根据"虚者补之""下陷灸之"的治疗原则，艾灸百会适宜所有虚证而致的眩晕。百会为督脉与诸阳经及肝经之交会，并处于人体最高之处，用之能升阳益气、潜阳镇静、清头散风。灸之可起到提补诸阳经之气，调理诸阴经之血的功效，气盛则能生血，血足则气能得固，气血充盛，则眩晕自止，故《胜玉歌》言："头痛眩晕百会好。"

四、穴位贴敷疗法

涌泉

（1）操作方法：取吴茱萸适量，将吴茱萸研成细末，用食醋适量调成膏状，于每晚睡前贴敷于双侧涌泉穴处，用纱布固定，每晚 1 次。

（2）注解：涌泉性降泻，具有启闭开窍、苏厥醒神的功效，吴茱萸辛散苦泄，具疏肝解郁、降逆止呕之效。二者均有降泻、醒脑之效，所以二者相互协同，对各种实证而致的眩晕有较好的治疗作用，如高血压、颈椎病而致的眩晕用本方法治疗皆能取得显著疗效。早在《针灸大成》中即载其："主……头痛、眩晕。"

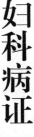

第三章

妇科病证

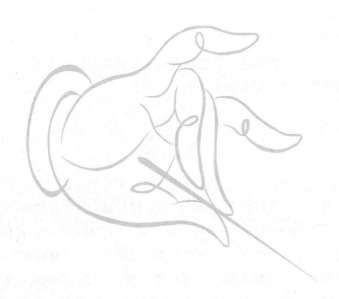

第一节　痛经

凡在经期和经行前后，出现周期性小腹疼痛，或痛引腰骶，甚至剧痛晕厥者，称为痛经，又称为"经行腹痛"。

痛经发病有虚、实之分，实者多由情志不调，肝气郁结，血行受阻而致气滞血瘀，或经期受寒，坐卧湿地，冒雨涉水，寒湿之邪客于胞宫，致使气血运行不畅，冲任阻滞，"不通则痛"；虚者多因禀赋不足，肝肾不足，精血亏虚，或大病久病而致气血虚弱，加之行经后经血更虚，胞脉失养而致"不荣则痛"。病位在胞宫，与冲、任二脉及肝、肾二脏关系密切。变化在气血，表现为痛证。

西医学将痛经分为原发性痛经和继发性痛经，前者又称为功能性痛经，系指生殖器官无明显器质性病变者，占痛经的 90% 以上；后者则多继发于生殖器官的某些器质性病变，如盆腔子宫内膜异位症、慢性盆腔炎、子宫腺肌病、妇科肿瘤等。功能性痛经多见于青少年女性，易于治疗。继发性痛经多见于育龄期妇女，病程较长，缠绵难愈。这里谈及的主要是针对原发性痛经，继发性痛经的治疗在疼痛发作时可以参阅本节。

一、毫针疗法

1. 十七椎

（1）操作方法：患者取俯卧位，准确定位后，常规消毒，用 3 寸毫针向下斜刺 2 寸左右，得气后，施以较强的捻转泻法，使针感向少腹部传导，持续行针 1 分钟左右，留针 20 分钟，每 5 分钟行针 1 次，每次按以上方法操作。

（2）注解：十七椎为经外奇穴，在第 5 腰椎棘突下，处于督脉上。督脉为阳脉之海，起于胞中，针刺本穴具有通督扶阳、暖宫散寒、行瘀止痛的作用，所以对痛经有良好的治疗功效。目前用本穴治疗痛经在临床多有报道，具有可靠的疗效，笔者在临床中也得到了多次验证。如所治疗的一名患者，女性，21 岁，月经来潮后第 3 年后出现痛经，每次月经来潮第 1 天均出现少腹部的剧烈疼痛，呈阵发性，严重时伴恶心呕吐，腰酸、腰痛，一般持续 2~6 小时。本次来诊正值月经来潮1个多小时，疼痛剧烈难忍，呈痛苦状，立按上法治疗，针刺行针后疼痛即缓解，5分钟后症状基本消失，留针20分钟，起针后已无不适感觉。

2. 地机

（1）操作方法：取双侧地机穴，常规消毒后，用2寸毫针直刺1.5寸左右，得气后，施以较强的捻转手法，留针20分钟，每5分钟行针1次。每日1次。

（2）注解：地机为脾经的郄穴，足太阴脾经行于少腹部，根据经络所行、主治所及的理论，可取脾经穴位治疗少腹部的疾患。"郄穴善治急证、痛证"，痛经既是急证又是痛证，"阴经的郄穴善治血证"，脾经为阴经，因此取用地机治疗痛经极具特效。

3. 三阴交

（1）操作方法：取用双侧三阴交，常规消毒后，用1.5寸毫针微向上斜刺1.2寸左右，得气后，施以较强的平补平泻捻转手法，使针感向上传导，留针30分钟，每10分钟行针1次，于月经前5~7天开始治疗，至月经来潮时为止。

（2）注解：三阴交为脾经的穴位，并与肝肾两经相交会，因此针刺三阴交可以起到健脾、疏肝、补肾的作用，为治疗男女泌尿生殖系统疾病之特效穴，对痛经有很好的疗效。

二、艾灸疗法

1. 关元

（1）操作方法：采用回旋灸与雀啄灸法，以患者能耐受为度，在月经来潮前5~7天开始治疗，至月经来潮时为止。连续治疗2~3个月经周期，每次灸30~50分钟，每日1次。

（2）注解：关元穴位于小腹，为任脉与足三阴经之交会处，艾灸关元可补下焦元气而调理冲任，寒得温散，气得温行，气行血行，冲任调和，则痛经自止。

2. 神阙

（1）操作方法：采用隔物灸，先用食盐填平肚脐，上再置以附子饼或生姜，每次灸5~7壮，在月经前5~7天开始治疗，至月经来潮为止。可连续治疗2~3个月经周期。

（2）注解：神阙穴为任、督、冲、带所过之穴，故能直接疏调四经之气血，妇科病与四经关系尤为密切。所以通过艾灸神阙具有调冲任、补元阳、温下元、调气血的作用，因此对痛经的治疗极具特效。

3. 至阴

（1）操作方法：采用温和灸，热度以患者能耐受为度，每次灸 20~30 分钟，每日 1 次。于月经前 3~5 天开始治疗，至月经结束为止，一般治疗 2~3 个月经周期即可。

（2）注解：《素问·解精微论篇》言："积水者至阴也，至阴者肾之精也。"故至阴实为肾之同义词。足太阳经至此，阳尽阴生，交入足少阴肾经。经气由此入肾及冲任诸脉，而冲为血海，任主胞胎，肾主生殖，故艾灸本穴可调理胞宫气血，温暖下元，使疼痛自止。灸至阴穴纠正胎位不正已成为千百年来的特效方法，艾灸至阴治疗痛经也有确实的功效，笔者在临床经常用此法治疗原发性痛经。如笔者曾治疗的一名患者，女性，19 岁，自 15 岁月经来潮即有痛经出现，药物治疗乏效，近 1 年来疼痛有所加重，经量减少，得热则疼痛缓解，受寒则明显加重，月经来潮时感觉腰腹冷痛，查体见患者面色苍白，舌质淡暗，苔薄白，脉沉细。按上法治疗 2 个月经周期，疼痛即愈，随访 1 年未复发。

三、穴位贴敷疗法

1. 神阙

操作方法：取吴茱萸、白芍、延胡索各 30g，艾叶、乳香、没药各 15g，冰片 6g。研细末，每次取用 5~10g，用白酒调成膏状贴敷。在月经来潮前 2~3 天或来潮时贴敷，每日 1 次。

2. 关元、中极、神阙

操作方法：取食盐 150~200g，用大火急炒成暗灰色，外用布包，待稍凉后（以皮肤能耐受为度）外敷在以上穴位。适宜于寒湿凝滞型痛经，痛时或痛前敷。

四、皮肤针疗法

腰骶部夹脊和下腹部相关腧穴

操作方法：叩击部位先常规消毒，用一次性皮肤针依次叩击，先上后下，先中央后两旁，中度刺激，以皮肤潮红为度，每日 1 次。

五、火针疗法

中极、关元、三阴交、十七椎

（1）操作方法：操作前先排空膀胱，用中粗火针，行速刺法，不留针。中极针刺深度 3~5 分，余穴针刺 1~3 分。于月经来潮前 1 周左右开始治疗，隔日 1 次。一般 3 个月经周期即可。

（2）注解：中极、关元均为任脉穴位，并为足三阴经之交会处；三阴交也是足三阴经之交会穴，为妇科病特效穴；十七椎为经外奇穴，处于督脉，是治疗痛经之效验穴。以上诸穴通过火针治疗，可激发经络之气，调和阴阳，疏通瘀滞，温煦冲任，通经行血，使得气血运行通畅，以达通则不痛之效。

六、腕踝针疗法

下 1 区

操作方法：取双侧下 1 区，穴位常规消毒后，取用 30~32 号毫针，针与皮肤呈 5~15° 夹角，快速沿皮向上平刺约 1.2 寸，留针 20~30 分钟。隔日 1 次，10 次为 1 个疗程。

第二节 月经不调

月经不调是以月经周期及经量、经色、经质异常为主要表现的月经病。临床上有月经先期、月经后期、月经先后不定期等多种情况，在古代文献中分别称为"经早""经迟""经乱"。

中医学认为，本病的发生主要因为寒热湿邪侵袭、内伤七情、房劳多产、饮食不节、劳倦过度和体质因素等而致；主要病机是脏腑功能失调，气血不和，冲任二脉损伤，以及肾 – 天癸 – 冲任 – 胞宫轴失调。月经不调病因复杂，表现多样，治疗较为棘手，针灸疗法具有简便廉验的特点，是值得推广的有效方法。

一、毫针疗法

1. 三阴交

（1）操作方法：取双侧三阴交，常规消毒后，用2寸毫针直刺1.5寸左右，得气后，施以较强的平补平泻手法，留针30分钟，每10分钟行针1次。于月经前1周开始治疗，至月经来潮。一般治疗2~3个月经周期。

（2）注解：三阴交为足三阴经之交会处，肝藏血，脾统血，肾藏精，经血可相互转化，故有培补精气、益肾固阳之功，能气血双调、阴阳互补，扶脾土、助运化、通下焦、调血室，对妇科诸疾皆有调整作用，是治疗月经病的重要穴位。

2. 交信

（1）操作方法：取双侧交信穴，常规消毒后，用2寸毫针直刺1.5寸左右，得气后，施以较强的捻转手法，留针30分钟，每10分钟行针1次。于月经前开始治疗，一般至月经来潮或月经结束。一般治疗2~3个月经周期。

（2）注解：本穴与脾经之三阴交相交会，因此可得肝脾二经合助，行其藏血、统血之用。女子月事一月一行，按期而来，以其有关于信也，故女子之月事在古时被称为"月信"。若月经不能如期而来，则为失信，调治交信则能应期而致。

二、艾灸疗法

1. 三阴交

（1）操作方法：取双侧三阴交，采用温和灸，以患者感到施灸处温热、舒适为度，每次灸30分钟，每日1次，于月经前或月经来潮时施灸。一般治疗2~3个月经周期。

（2）注解：三阴交为足三阴经的交会穴，可调理脾、肝、肾三脏，能养血调经，是治疗妇科病的要穴之一，灸之能健脾养血、暖肝调血、补肾助阳，使三经气血充盛，气机通畅，则冲任调达，月经复常。

2. 神阙

（1）操作方法：采用隔物灸或悬起灸，做隔物灸时先用食盐填平肚脐，再在上面置以0.3cm厚的姜片或附子饼，上置艾炷，每次灸5~7壮。或取乳香、没药、血竭、丁香各15g，青盐、五灵脂、两头尖各18g，麝香1g（勿研）。以上诸药（除麝香外），研为细末，过筛备用。先取麝香 0.2g，放入穴位内，再取药粉 15g，撒布于麝香末之上，盖以槐树皮，槐树皮上预先钻一小孔，穴周围用面糊围住。然后再施以艾炷灸之，一般每次灸 15 分钟，每日 1 次。于月经期贴药，至经期结束。悬起灸以回旋灸与雀啄灸相结合的方法，热度以患者能耐受为度，每次灸 30 分钟。均于月经前施灸，每日 1 次，灸至月经来潮。一般治疗 2~3 个月经周期。

（2）注解：神阙穴为任脉要穴，任脉为阴脉之海，上连心肺，中经脾胃，下通肝肾，与督脉、冲脉"一源而三歧"。督脉总督诸阳，一阴一阳互为表里。冲主血海、十二经之海，且奇经纵横，经气互通，纵贯全身。故通过艾灸神阙穴能调理冲任，调整脏腑功能，补肾助阳，调畅气血，使月经复常。

三、头针疗法

生殖区（双侧取穴）

操作方法：穴位常规消毒后，用 28~30 号 1~2 寸毫针，针与头皮呈 15~30° 夹角，快速刺入头皮下，当针尖抵达帽状腱膜下层时，指下会感到阻力减少，然后使针与头皮平行，沿刺激线刺入 0.5~1.5 寸。若患者有痛感且医者手下阻力大时，应改变进针角度，重新刺入。留针 20~40 分钟，留针期间每隔 5 分钟行针 1 次，每次捻转 2~3 分钟，捻转角度在 180°~720°。每日治疗 1 次，重症患者每日治疗 2 次，10 次为 1 个疗程，每个疗程间休息 2~3 天。

第三节　闭经

女子年逾 18 周岁，月经尚未来潮；或已行经又中断 3 个月以上者，称为"经闭"，又称为"闭经"。前者称"原发性闭经"，后者称"继发性闭经"。古称"女子不月""月事不来""月水不通"等。

中医学认为，本病的发生常与禀赋不足、七情所伤、感受寒邪、房室不节、过度节食、产育或失血过多等因素有关。闭经的发病机制有虚、实两个方面，虚者多由肝肾亏虚，气血亏虚，阴虚血燥，而致经血不足，血海空虚，无血可下，而致经闭不行，称之为"血枯经闭"。实者多由气滞血瘀，痰湿阻滞而致血行不畅，冲任受阻，胞脉不通，致经闭不行，称之为"血滞经闭"。

西医学中的原发性闭经主要见于子宫、卵巢的先天异常或无子宫等。继发性闭经主要见于多囊卵巢综合征、子宫腔粘连综合征、席汗综合征、闭经-溢乳综合征、卵巢早衰、生殖器结核以及精神心理因素引起的中枢神经及丘脑下部功能失常等疾病。

针灸对精神因素及功能性原因所致的闭经有较好作用，可于临床上推广应用。

一、毫针疗法

1. 长强

（1）操作方法：患者取俯卧位，穴位常规消毒后，用1寸毫针直刺0.5~0.8寸，施以较强的捻转提插手法，留针20~30分钟，每5~10分钟行针1次。

（2）注解：长强为督脉第一穴，督脉为诸阳之长，其气强盛，足少阳、足少阴与之相交会，络于任脉。因此针刺本穴，可通调任、督之经气，协调阴阳，调理冲任，从而使得气血和调，经血自然而下。针刺本穴治疗闭经具有可靠的疗效，如笔者曾治疗的一名患者，女性，36岁。闭经半年来诊，患者在半年前月经规律而正常，但在半年前最后一次来经时，因淋雨感受风寒而致月经骤停，一直未来，曾多次用药物治疗，乏效。患者现感到周身疲惫，四肢倦怠，少腹痛，白带量多，舌质淡红，苔白腻，脉缓。按上法处理，于第2日月经来潮，又调理3次，之后月经一直正常。

2. 三阴交

（1）操作方法：取双侧三阴交，常规消毒后，用2寸毫针直刺1.5寸左右，施以提插捻转手法，留针30分钟，每10分钟行针1次。

（2）注解：三阴交为足三阴经之交会，能通调三脏，脾胃为后天之本、气血生化之源，脾为统血之脏，肝为藏血之脏，肾主前后二阴，所以三阴交对妇科病有特殊的治疗作用，凡月经病不论寒热、虚实皆可用之。

3. 中极

（1）操作方法：穴位常规消毒后，用2寸毫针向耻骨联合方向斜刺1.5寸左右，得气后，施以提插捻转泻法，使针感向会阴部放射，留针30分钟，每10分钟行针1次。

（2）注解：中极为任脉之穴，并为足三阴经之交会，其处于胞宫的位置，可以直接疏调小腹部气血，且本穴有活血化瘀、行血调经、通络止痛之效，故为治疗闭经之要穴。

二、艾灸疗法

1. 关元

（1）操作方法：用回旋灸，热感以患者能耐受为度，每次灸30分钟，每日1次，至月经来潮为止。

（2）注解：关元为任脉与足三阴经的交会穴，位近胞宫，有补益元气、通经行血、调理冲任之功，是男女生殖系统疾病治疗要穴之一，对闭经有较好的作用，灸之则使肾气旺、精血充、散寒凝、理胞宫、行气血，故能使经血来复。

2. 血海

（1）操作方法：取双侧血海，采用温和灸，以患者感到施灸处温热、舒适为度，每次灸30~50分钟，每日1次，灸至月经来潮。

（2）注解：血海为脾经之穴，有扶脾统血、养血活血之效，是治疗血分有关疾患之要穴，尤长于治疗妇科经血诸证，灸之能调和气血、活血养血，使经血得复。

三、穴位贴敷疗法

1. 关元

（1）操作方法：用胡椒、丁香、肉桂各等份，研成细末，做成药饼，并扎出数孔，置于穴位上，其上再置以艾炷灸之，一次灸6壮。每日1次，灸至月经来潮为止。

（2）注解：本法最适宜于受寒而致的患者。

2. 神阙

操作方法：用白胡椒、黄丹、火硝各9g，研成细粉，做成药饼，将脐部擦净后，将饼贴脐上用手按熨，连用2~3次。

第四节　崩漏

崩漏是指妇女不在行经期间阴道内突然大出血或淋漓不净的一种病症，前者称之为崩中，表现为发病急骤，暴下如注，发病多突然急剧，病情严重，正如《女科证治约旨》言"崩中者，势急症危"；后者称之为漏下，表现为缓慢发病，出血量少，淋漓不绝。崩与漏是病情程度的不同，但发病机制相同，二者常相互交替出现，故崩与漏常相互并称，称之为崩漏。

中医学认为崩漏的发生与素体阳盛或脾肾亏虚、房劳多产、饮食不节、七情内伤、过度劳累等因素密切相关，或热伤冲任，迫血妄行；或瘀血阻滞，血不归经；或肾阳亏虚，失于封藏；或脾气虚弱，统摄无权，而致冲任损伤，不能制约经血，使子宫藏泻失常。其病位在胞宫，病变涉及冲、任二脉及肝、脾、肾三脏。病机主要是冲任损伤，固摄失司，而致经血自胞宫非时而下。

本病类似于西医学无排卵型功能失调性子宫出血等相关疾病。尤以青春期或更年期、产后最为多见。

一、毫针疗法

1. 隐白

（1）操作方法：取双侧隐白穴，常规消毒后，直刺 1~2 分，得气后，施以持续捻转手法 1~2 分钟，留针 30 分钟，每 10 钟行针 1 次。每日 1 次，至病情痊愈。

（2）注解：隐白为脾经经穴，脾为统血之脏，统领诸经之血，若脾虚不能摄血，失其所统，血不循经，则错经妄行，下注为崩、为漏。针刺隐白可达健脾固摄之效，对崩漏有较好的治疗作用，本穴是历代治疗本病的要穴。《针灸资生经》曰："妇人月事过时不止，刺隐白立愈。"《针灸大成》言其："主妇人月事过时不止。"和肝经之井穴大敦配合运用疗效更佳。肝为藏血之脏，由此一统一藏，形成了有效的对穴，使血崩立止。崩证时宜灸，以大敦为主穴，崩证多为肝不藏血而致；漏证时宜针，以隐白为主穴，漏证多为脾不统血而致。

2. 地机

（1）操作方法：取双侧地机穴，常规消毒后，用2寸毫针直刺1.5寸左右，得气后，施以较强的提插捻转补法，每次留针30分钟，10分钟行针1次。每日1次，7次为1个疗程。

（2）注解：地机为脾经郄穴，脾为统血之脏，阴经之郄穴善治血证，故地机对出血病证有特效作用。若有血热或血瘀，配用血海针刺疗效更佳，二穴合用具有相互协同、相得益彰之效，正如《百症赋》所言："妇人月事改常，自有地机血海。"

3. 断红

（1）操作方法：取用双侧断红穴，常规消毒后，用1.5寸毫针沿掌骨水平方向刺入1寸左右，得气后，施以捻转手法，留针20分钟，每5分钟行针1次，并施以温和灸20分钟。

（2）注解：断红穴为经外奇穴，为近代临床发现的新穴，位于手背部，当第2、3掌骨之间，指端下1寸，握拳取之。本穴对月经过多及崩漏之证有很好的治疗功效，故称之为"断红"，一般针后加灸效果更好。

二、艾灸疗法

1. 隐白

（1）操作方法：取双侧隐白穴，用悬起灸，以回旋灸配合雀啄灸为用，其热感以患者能耐受为度，每次灸20~30分钟，每日1~2次。

（2）注解：其治疗原理已在毫针疗法中记述，隐白为太阴之根，通过艾灸可以大益脾气，中阳得升，行其统血之功，艾灸尤对急性崩证作用更效。正如《针灸大成》所言："月经过时不止，隐白灸之。"用本穴治疗崩漏证已成为临床共识，效果确实。笔者在临床常单独用此穴或以本穴为主治疗多例患者，取效理想，如曾治一患者，女性，45岁，突然出现流血，第2日于某医院就诊，经检查诊断为"功血"，并用药物治疗5天，疗效不显。来诊后即用本穴施灸，1次治疗后流血量减少，3次治疗后已基本痊愈，共治疗5次，诸症消失。

2. 关元

（1）操作方法：用隔姜灸，选取老姜，洗净，切成厚约0.3cm的片，并钻以数孔，将姜片置于穴位上，再将艾炷置于姜片上点燃，每次5壮，每日1次。

（2）注解：关元位居胞宫，是任脉与足三阴经之交会处，所以用关元穴既可以直接疏调胞宫之气血，又能疏调脾、肝、肾、任脉、督脉、冲脉之气血，灸之可温通诸经，振奋脏腑的气化功能，激发机体阳气，以达扶正、止血之功。

三、头针疗法

双侧生殖区（额旁3线）

操作方法：穴位常规消毒后，选用28~30号1~2寸毫针，针与头皮呈15~30°夹角向前刺入皮下，当针尖抵达帽状腱膜下层时，指下感到阻力减少，使针与头皮平行刺入1寸左右，留针30~60分钟，每次持续捻针2~3分钟。

四、皮内针疗法

地机、中都、三阴交、血海

操作方法：每次取用2个穴位，左右交错用穴（如取左侧的地机，右侧的中都），常规消毒后，将皮内针平刺入皮内1cm左右，用胶布固定，埋针24小时。每日1次，下次更换用穴。

五、挑刺疗法

腰骶部督脉或足太阳经反应点

操作方法：在腰骶部督脉和足太阳经上寻找红色丘疹样反应点（大小如小米粒，压之不褪色），每次挑刺3~4个点，用挑刺针或一次性针头刺破0.2~0.3cm长、0.1cm深，将白色纤维挑断。每月1次，连续挑刺3次。

第五节　带下病

带下病是指带下量明显增多或减少，色、质、气味异常，或伴有全身或局部症状者。在古代又称为"白沃""赤沃""白沥""赤沥""下白物"等。中医学认为，带下病的发生常与感受湿邪、饮食劳倦、肾精亏耗、气血不足等因素有关。本病在中医学中记述甚早，早在《素问·骨空论篇》中就有相关记述，载曰："任脉为病，女子带下瘕聚。"以后诸多重要医籍中均载有带下病的相关论述。中医学对带下病极为重视，被列为妇科病的四类（经、带、胎、产）疾病之一。带下病有广义和狭义之分，广义带下病泛指经、带、胎、产等多种妇科疾病，因这些病的发生都在带脉以下，有所谓经脉所过，疾病所生之说。所以古人将妇产科医生称为带下医，可见古人对带下病的重视性。如《史记·扁鹊仓公列传》记载"扁鹊名闻天下，过邯郸，闻贵妇人，即为带下医"。在古代所指的带下病多指广义之带下。在古代民间有"十女九带"之说，就指此而言。狭义的带下又有生理性和病理性之别，生理性带下是指女性发育成熟后，阴道内分泌的少量无色、透明、质黏、无臭的阴液，有润泽阴道的作用。正如王孟英说"带下，女子生而即有，津津常润，本非病也"。可见生理性带下，可有而不可无，可行而不可止。也就是说，女子有合适量、正常色、稀薄得当的白带是必需的，如若过多、过少均为异常，就成为带下病了。

带下病可见于西医学中的阴道炎、宫颈炎、盆腔炎、内分泌功能失调、宫颈或宫体肿瘤等疾病中。针灸治疗带下病有较好的效果，既能迅速治标，又能有效治本。

一、毫针疗法

1. 曲骨

（1）操作方法：患者取仰卧位，常规消毒，用3寸毫针稍向会阴部方向斜刺2.5寸左右，施以平补平泻捻转手法，以有麻、电感放射至阴道为佳。留针40分钟，每10分钟行针1次。每周2~3次。

（2）注解：曲骨穴为任脉与足厥阴肝经之交会，任脉起于胞中，能调补冲任带脉，理下元虚损，肝经循于生殖系统与小腹处，因此能疏肝调经，调理湿热止带下，是治疗妇科疾病及盆腔疾病的常用要穴。早在《针灸资生经》中即言："曲骨疗带下赤白。"本穴对下焦湿热型带下病最佳，具有取穴少、见效速的优势。如笔者曾治疗的一名患者，女性，35岁，出现带下量多已半年有余，曾经中西医药物治疗，但效果不佳，病情反反复复，时轻时重。近1周来又明显加重，带下量多、色黄而黏、有腥味，自感小腹坠胀不适，舌质淡胖，苔黄腻，脉滑数。用上述方法治疗，经4次治疗带下异常症状即消失，随访半年一直未见异常变化。

2. 带脉

（1）操作方法：取双侧带脉穴，常规消毒后，用2寸毫针向前斜刺1.5寸左右，得气后，施以捻转手法，留针30分钟，每10分钟行针1次。每日1次。

（2）注解：带脉穴为带脉经气之所过、足少阳胆经与带脉之会，可协调冲任，有理下焦、调经血、止带下的功效，尤善调经止带，且虚实皆宜，补之则能补肾温阳、调经止带，泻之则能清热利湿、调经止带，所以本穴为治疗带下病的要穴。若治疗虚证则配合艾灸效果更佳，也是常用的灸穴。

3. 三阴交

（1）操作方法：取双侧三阴交，常规消毒后，用1.5寸毫针直刺1.2寸左右，得气后，施以平补平泻捻转手法，留针30分钟，每10分钟行针1次。每日1次，7次为1个疗程。

（2）注解：三阴交为脾、肝、肾三经之交会穴，具有健脾益肾、固摄任带之作用，是治疗带下证之重要穴位，若针而灸之，则治疗功效更佳。

二、艾灸疗法

1. 白环俞

（1）操作方法：患者取俯卧位，定好穴位，采用回旋灸，以患者感到温热、舒适为度，每次灸30分钟。每日1次，7次为1个疗程。

（2）注解：白环俞为足太阳经经穴，在腰骶部，与小腹相应，内应男子精室、女子胞宫，为人体精华之气转输之处，具有益肾固精、调经止带的作用，通过艾灸本穴可具有补益肾气、固精止遗、调理胞宫之功，从而达到调经止带的作用。

2. 气海

（1）操作方法：患者取仰卧位，准确定穴，采用回旋灸，以患者感到温热、舒适为度。每次灸30分钟。每日1次，5次为1个疗程。

（2）注解：气海属任脉之穴，位居下焦，为藏精之府，元气之所会，故善调补下焦，通过艾灸，可益肾固脱、调经止带。

三、腕踝针疗法

双侧下2穴（在内踝高点上3横指，靠胫骨后缘）

操作方法：患者取仰卧位，采用30号1.5寸毫针，使针体与皮肤表面呈30°角刺入。过皮后即将针放平，贴近皮肤表面，针尖向上顺直线沿皮下表浅进针。进针速度稍缓慢，如有阻力或出现酸麻胀痛等感觉，则表示针刺太深已入肌层，应将针退之皮下，重新刺入。刺进皮下的长度一般为 1.4 寸。留针 20~30 分钟，每日治疗 1 次，7 次为 1 个疗程。

四、穴位贴敷疗法

神阙

操作方法：取石榴皮、苍术、白术各 20g，车前子 15g，柴胡、升麻各 5g。将以上药物研末备用。每次取用药末 3g，用小米粥少许调成糊状，常规消毒皮肤后，于每晚睡前涂于神阙穴内，用塑料薄膜覆盖，最后用胶布固定。可热敷半小时，每日 1 次，10 次为 1 个疗程。

五、刺血疗法

十七椎、腰眼和八髎穴周围之瘀络

（1）操作方法：穴位局部常规消毒后，用一次性刺血针头在此处瘀络点刺出血，而后立即拔罐 5~10 分钟，使之出血 3~5ml。每 3~5 日治疗 1 次。

（2）注解：本方法主要用于实证患者。

第六节　不孕症

不孕症是指女子在生育年龄，夫妇同居 2 年以上，男方生殖功能正常，有正常的性生活，未避孕而未受孕；或曾孕育过，未避孕又间隔 2 年以上未再受孕者。前者称为"原发性不孕"，古代又称"全不产""无子"；后者称为"继发性不孕"，古人又称为"断绪"。古医家无论在中药方面还是针灸方面皆积累了大量的临床经验，尤其针灸治疗方面留下了诸多的治疗方法，凡在历史上有影响的针灸医籍皆有与本病相关的治疗记载，如《针灸甲乙经》载："绝子，灸脐中，令有子……女子绝子，衃血在内不下，关元主之。"《针灸大成》云："绝子：商丘、中极。"《针灸大全》言："女人子宫久冷，不受胎孕：照海二穴，中极一穴，三阴交二穴，子宫二穴。"《针灸资生经》有"次髎、涌泉、商丘，治绝子"的记录。

中医学认为，不孕症的发生常与先天禀赋不足、房室不节、反复流产、久病大病、情志失调、饮食及外伤等因素有关。本病病位在胞宫，基本病机为肾气不足，冲任气血失调。

本病可见于西医学的排卵障碍、输卵管疾病、子宫疾病、脑垂体及免疫系统等疾病。可见本病病因极为复杂，针灸治疗仅能对某些原因而致的不孕有效，对一些先天性疾病或生殖缺陷类疾病的治疗非针灸所能，因此在治疗前先要明确诊断。

一、毫针疗法

1. 三阴交

（1）操作方法：取用双侧三阴交，常规消毒后，用 1.5 寸毫针直刺 1.2 寸左右，得气后，施以较强的捻转手法，留针 30 分钟，每 10 分钟行针 1 次，10 次为 1 个疗程。

（2）注解：三阴交为足三阴经之交会，所以于补脾之中兼固肝肾之阴。又因肾有阴阳，寓真火于其中，补肾助命火温煦脾阳，脾肾阳气充沛则生机旺盛，故能补中益气、温中散寒。肝藏血，脾统血，肾藏精，精血可互相转化，故三阴交有培补精气、益肾固阳之功，能气血同补、阴阳同调，扶脾土、助运化、通下焦、调血室，因此对多种妇科病均有调治功效，是治疗妇科病的要穴、特效穴，有妇科病"第一穴"之称，对不孕症极具特效，尤其针灸并用对不孕症的治疗更具特效。

2. 子宫

（1）操作方法：取双侧子宫穴，常规消毒后，用 2 寸毫针直刺 1.5 寸左右，得气后，施以较强的捻转手法，使针感向会阴部放射，并同时配用艾灸，或施以温针灸法，留针 40~60 分钟，每日 1 次，7 次为 1 个疗程。

（2）注解：子宫穴为经外奇穴，因善治子宫疾病，又名为"子宫穴"，具有补益肾气、调理冲任的作用。《针灸大成》记载其治："妇人久无子嗣。"通过针灸并用，可有效促进任冲经气疏通、气机宣畅、气机调达，进而达到任脉通，太冲脉盛，使月事以时下，故能有子。

3. 妇科、还巢

（1）操作方法：取用一侧妇科穴，及对侧的还巢穴（妇科穴与还巢穴左右交替用针），常规消毒后，用 5 分针针刺 1~2 分深。每次留针 30~40 分钟，每周 2~3 次。

（2）注解：妇科穴为董氏奇穴，在大指背第1节之中央线偏向尺侧3分处，距上下横纹1/3处各一穴，与还巢穴（在无名指尺侧缘正中央点取穴）交替用针。因二穴治疗不孕症极具特效，在董氏针灸中被美誉为"送子观音穴"。笔者通过临床实用发现，此穴组确具非常好的疗效，所以在此引用介绍，以推广本穴组的运用。

二、艾灸疗法

1. 生殖三穴（关元、三阴交、大赫）

（1）操作方法：患者取仰卧位，采用回旋灸，以患者能耐受为度，每次灸30~50分钟，隔日1次。

（2）注解：《备急千金要方》云："妇人绝嗣不生，胞门闭塞，灸关元三十壮，报之……妇人子藏闭塞不受精者，灸胞门五十壮。"《扁鹊心书》载曰："（带下）子宫虚寒……灸胞门、子户穴（胞门在关元穴左旁2寸；子户在关元穴右旁2.5寸）各三十壮，不独愈病而且多子。"艾灸关元通调冲任，冲为血海，任主胞胎，任脉通而月事以时下，故可有子。临床和三阴交、大赫并用，治疗不孕症效果极佳，三穴均能提高生殖功能，因此笔者将三穴并用称之为"生殖三穴"。三穴运用不仅对不孕症极具特效，对不育症也极具特效，所以笔者在临床经常用于男女不孕不育症的治疗中，取得了显著疗效。如所治的一名患者，女性，33岁，结婚后5年一直未孕，曾于多家医疗机构检查并做中西医治疗，但一直未孕。现经他人介绍来诊，患者症见面色萎黄，身体瘦弱，食欲不佳，失眠多梦，感腰酸腰痛，疲乏无力，舌质淡白，苔白滑，脉沉细弱。即在月经干净后用上述3穴艾灸治疗，连续治疗3个月经周期，成功怀孕，顺利产下一男婴。

2. 神阙

（1）操作方法：患者取仰卧位，采用隔物灸或回旋灸。做隔物灸时先用食盐填平肚脐，再置以相关灸品，常用附子饼，上置艾炷，每次灸5~7壮。做回旋灸时用艾条在穴位上1.5~3cm处施灸，以患者能耐受为度，每次灸20~30分钟。每日1次，5次为1个疗程。

（2）注解：神阙位于脐中，为先天之结蒂，真气之所系，生命之根蒂，灸之能温补元阳、回阳救逆，是治疗下焦虚冷、宫寒不孕的要穴。

3.气门

（1）操作方法：取双侧气门，采用隔姜灸。选用新鲜的老姜，洗净切成厚约 0.3cm 的姜片，上置小艾炷施灸，每次灸 5~7 壮，隔日 1 次，10 次为 1 个疗程。一般于月经结束后开始施灸。

（2）注解：气门穴为经外奇穴，在关元穴旁开 3 寸处。在此处施灸，可使热气内注，具有温煦气血、透达经络、温肾暖宫的作用，血行旺盛，瘀阻清除，则胞宫气血充足，故能受孕。

三、穴位贴敷疗法

关元、子宫、归来

操作方法：用败酱草、皂刺、当归、丹参、延胡索、莪术、川芎、赤芍各 10g，共为细末，以生理盐水搅拌成糊状，取适量贴敷于上述穴位处，用胶布固定。每周 2 次。

四、穴位埋线疗法

子宫、三阴交

操作方法：穴位常规消毒后，用现代一次性埋线针具，按埋线疗法常规操作，每 15 天埋线 1 次，5 次为 1 个疗程。

五、刺血疗法

内踝至三阴交瘀络

（1）操作方法：在内踝至三阴交处找瘀络，先常规消毒，用一次性刺血针头将此处瘀络点刺出血，使瘀血出尽。1 个月后不孕再行点刺。

（2）注解：本法最适宜于病程较久、西医病因尚难以明确，中医辨证为瘀证的患者。

第七节　阴挺

阴挺是指妇女阴中有物下坠或脱出阴道口外的一种病症，又称为"阴挺下脱""阴菌""阴痔""阴颓"。因多发生于产后，故又称为"产肠不收"或"子肠不收"。本病最早见于隋代的《诸病源候论》，称为"阴挺下脱"。

中医学认为，本病是由于中气不足或年老体衰，肾气不固，带脉失约，无力系胞所致。亦有因久咳、便秘而致者。本病病位在胞宫，与任、督、冲、带脉及脾、肾关系密切。阴挺的发生常与产伤未复、房劳多产、禀赋虚弱、年老多病等因素有关。相当于西医学的子宫脱垂。

一、毫针疗法

1. 维道

（1）操作方法：取双侧维道穴，常规消毒后，用 2 寸毫针向会阴方向斜刺 1.5 寸左右，得气后，施以捻转手法，使针感向会阴部放射，留针 30 分钟，每 10 分钟行针 1 次。若针后加灸则疗效更佳。

（2）注解：维道位于腰腹，交会于带脉，能维系和约束任、督、冲、带诸脉，固摄子宫，是治疗子宫脱垂的特效穴位。

2. 提托

（1）操作方法：取双侧提托穴，常规消毒后，用 2 寸毫针向会阴部方向斜刺 1.5 寸左右，得气后，施以捻转手法，留针 30 分钟，每 10 分钟行针 1 次。

（2）注解：本穴为经外奇穴，在关元穴旁开 4 寸处，具有益气升提之效，对脏器下垂有升提托举之效，可使之恢复原位，故名提托。若针后加灸，可加强温阳益气之效，能明显提高疗效。

二、艾灸疗法

1. 气海

（1）操作方法：患者取俯卧位，用回旋灸，热感以患者能耐受为度，每次灸 30~50 分钟。每日 1 次，10 次为 1 个疗程。

（2）注解：气海为元气之所会，生气之海，呼吸之根，凡气化蒸动之机均由此所发，功专大补元气，灸之能升阳举陷，用于一切真气不足，脏器虚惫，中气下陷之疾。临床常与关元穴交替或同时配用，可起到协调之效。

2. 子宫

（1）操作方法：嘱患者俯卧位，取双侧穴位，采用温和灸，以患者在施灸处感到温热、舒适为度，每次灸 30~50 分钟。每日 1 次，1 周为 1 个疗程。

（2）注解：本穴为经外奇穴，为胞宫之门户，胞宫气血汇聚之处，性善温散，有补肾调经、暖宫散寒、疏调下焦气机、调和气血之功，主治子宫诸疾，灸之能起到温阳、益气、固脱之效。

3. 神阙

（1）操作方法：穴位局部常规消毒后，用纯净干燥的食盐将脐填平，上置大艾炷施灸，当患者稍感灼痛时，更换艾炷，每次灸 7~9 壮，使患者整个腹部有温热感。每天治疗 1 次，10 次为 1 个疗程。

（2）注解：神阙为后天之气舍，真气之所系，灸之能温补元阳、固脱升提，对各种气虚下陷之疾皆有较好的疗效。

三、芒针疗法

维道、提托、子宫

操作方法：每次选用 1 穴，三穴交替使用。选定穴位后，予常规消毒，用 28 号 5~7 寸芒针，令患者取仰卧位，双腿屈起。维道、提托穴进针后沿腹股沟向耻骨联合方向透刺，子宫穴可平行腹股沟向耻骨联合方向透刺，深度在肌层和脂肪层之间，双侧同时进行，刺激由小到大，由慢到快，当会阴部或小腹部有明显抽动感后出针。每日或隔日 1 次，10 次为 1 个疗程。

四、头针疗法

足运感区、生殖区（双侧）

操作方法：穴位局部常规消毒后，用 28~30 号 1.5 寸毫针，针与头皮呈 15~30° 夹角，快速刺入皮下后，与头皮平行刺入 1 寸左右，留针 30~40 分钟，每 10 分钟行针 1 次，采用捻转手法，捻转频率在 200 次 / 分以上，捻转角度在 180~360°，每次捻转 2~3 分钟。每天治疗 1 次，10 次为 1 个疗程。

五、刺血疗法

腰俞、阴陵泉

操作方法：穴位局部常规消毒后，在穴位周围的瘀络点刺放血，然后加拔罐，使之出血 3~5ml，每周 1~2 次。

六、穴位贴敷疗法

百会、神阙

操作方法：用蓖麻子 10~20 粒，捣烂成泥膏状，贴敷于穴位上。每次 12 小时，每周 2 次。

第八节 胎位不正

胎位不正是指孕妇在妊娠 28 周之后，产科检查时发现胎儿在子宫体内位置异常，又称胎位异常。在中医学中根据不同的胎位又有多种名称。足位分娩称倒生，又称脚踏莲花生、踏盐生、逆产；横位胎儿手先下，称横生、觅盐生；臀位称臀生或坐臀生。一般多见于经产妇或腹壁松弛的孕妇，是导致难产的主要因素之一。

中医学认为，胎位不正的发生多与先天禀赋不足、情志失调、形体肥胖等因素有关。本病病位在胞宫，基本病机是正气不足，无力正胎；或气机不畅，胎位难转。

一、艾灸疗法

至阴

（1）操作方法：在治疗前先排空小便，松开腰带，让患者坐于背靠椅上或半仰卧于床上，两腿伸直。取双侧穴位或两侧交替用穴，采用悬起灸，热度以患者能耐受为度，每次灸 20~30 分钟，每日 1 次，至胎位转复为止。

（2）注解：至阴穴为矫正胎位异常的经验效穴，已得到古今医家的临床验证，具有确实的疗效。如《针灸大成》云："横生手先出，右足小指尖，灸三壮立产，炷如小麦大。"《类经图翼》载："子鞠不能下，至阴三棱针出血，横者即转也。"这是因为至阴为足太阳膀胱经之井穴，膀胱与足少阴肾经相表里，是州都之官，为壬水之府，故灸之可振奋阳气，促进生化功能，有利于顺利胎气。胎位纠正的最佳治疗时机为妊娠 28~32 周，成功率最高，可达 90% 以上。所以抓住治疗时机极为关键。用本法治疗胎位不正极具特效，至今，笔者用本法所治患者均屡治屡效。如所治疗的一名患者，女性，27岁，第1胎，孕29周诊断为横位。按上法处理5次后复查，胎位已转复为头位，足月顺产一女婴。

二、穴位贴敷疗法

至阴

操作方法：取新鲜老姜捣成泥状，分别贴敷在双侧至阴穴处，外用塑料薄膜包裹使姜泥保持湿润，贴敷24小时，一般用2~3日即可。

三、耳针疗法

子宫、交感、皮质下、腹

操作方法：通过敏感点找出穴位，常规消毒后，用医用胶布将王不留行子固定于选用的耳穴上，每穴固定1粒。让患者每天早晚自行按压2次，每次按揉15分钟，按压力度以患者能耐受为度。每3天更换1次，双侧耳穴交替运用。

第九节　妊娠恶阻

妊娠恶阻是指妊娠早期出现恶心、呕吐、厌食，甚至食入即吐的一种病症，亦称"子病""病儿""阻病"等。西医称为"妊娠剧吐"。

在妊娠早期，孕妇出现轻度恶心、呕吐、择食、头晕之表现，不影响正常饮食和健康，为早孕反应，不属于病态，一般不作处理，多在妊娠3个月左右逐渐自行消失。本病名为恶阻，是因恶心、呕吐而阻碍其饮食之意，故是病态。

妊娠恶阻的发生常与素体脾胃虚弱、抑郁恚怒等因素有关。也就是说发病的关键在于孕妇的体质、情绪因素和脏腑功能的强弱。本病病位在胃，基本病机是冲气上逆，胃失和降。

一、毫针疗法

1. 内关

（1）操作方法：取双侧内关穴，常规消毒后，用1.5寸毫针直刺1寸左右，得气后，施以平补平泻捻转手法，留针20分钟，每5分钟行针1次。

（2）注解：内关为心包经别走三焦之络穴，又与冲脉合于胃、心、胸，通阴维脉而主一身之阴络，刺之能浚疏三焦之气血，中可和胃降逆，是降逆止呕之要穴，因此对妊娠呕吐有很好的调治功效。临床若与公孙配用疗效更佳，公孙为脾之络穴，联络于胃，通于冲脉，与内关合用为八脉交会穴配穴，既能健脾化湿、和胃降浊，又能调理冲任、平冲降逆，在临床有"公孙冲脉胃心胸，内关阴维下总同"的经典运用。

2. 中脘

（1）操作方法：患者取仰卧位，常规消毒后，用1.5寸毫针直刺1寸左右，得气后，施以平补平泻捻转手法，留针20分钟，每5分钟行针1次。

（2）注解：中脘为胃之募、腑之会，可通调腑气、健运脾胃、降逆止呕，所以用之有确实的疗效。

二、耳针疗法

胃、神门

操作方法：穴位局部常规消毒后，用32号0.5寸毫针，采用浅刺、斜刺法，留针20分钟，留针期间行针2~3次，每次行针5~10秒，均用中等刺激手法，每日治疗1次。

三、穴位敷贴疗法

胃俞、中脘、内关、足三里

操作方法：用生姜片先涂擦上述腧穴至局部皮肤潮红，再将生姜片用胶布固定于上穴，每次贴敷6~8小时，每日1次。

四、皮肤针疗法

中脘、足三里、内关、公孙

操作方法：穴位皮肤常规消毒后，用一次性皮肤针依次叩刺，采用轻扣法，扣至皮肤潮红，隔日 1 次。

第十节 阴痒

阴痒是指妇女外阴及阴道瘙痒，甚或痒痛难忍，坐卧不宁的一种病症，又称为"阴门瘙痒""阴虫"。本病首见于东晋葛洪所著的《肘后备急方》，之后诸多医籍皆有相关的论述，各著作中对病因及治疗有明确的记载，如《医宗金鉴》云："妇人阴痒，多因湿热生虫，甚则肢体倦怠，小便淋漓，宜服逍遥散、龙胆泻肝汤。"在历代针灸著作中也有非常确实的治疗经验，如早在第一部针灸专著《针灸甲乙经》中已有治疗经验："女子下苍汁不禁，赤沥，阴中痒痛，少腹控䏚，不可俯仰，下窌（同下髎）主之……少腹苦寒，阴痒及痛，经闭不通，中极主之。"

中医学认为，本病的发生主要与感染虫疾、忧思恼怒、房劳过度、久病体虚等因素有关。本病病位在阴部，基本病机为肝经湿热下注或阴虚化燥生风。症状与西医学中的外阴炎、外阴瘙痒症、阴道炎、外阴白斑、外阴营养不良等疾病相类似。

一、毫针疗法

1. 蠡沟

（1）操作方法：取双侧蠡沟穴，常规消毒后，用 2 寸毫针向上斜刺 1.5 寸左右，得气后，施以捻转手法，使针感向大腿内侧放射，留针 30 分钟。每日 1 次。

（2）注解：蠡沟为足厥阴肝经之络穴，足厥阴肝经循股阴，入毛中，环阴器，抵小腹，与生殖系统联系密切。早在《灵枢·经脉》中即记载："足厥阴之别，名曰蠡沟，去内踝五寸……虚则暴痒，取之所别也。"

2. 中极

（1）操作方法：嘱患者排空小便，穴位局部常规消毒后，用 2 寸毫针稍向下斜刺 1.5 寸，得气后，施以捻转手法，使针感向前阴部放射，留针 20 分钟，每 5 分钟行针 1 次。

（2）注解：中极为任脉与足三阴之会，又是膀胱之募穴，可清下焦湿热、调带止痒。古医籍中即有用中极治疗阴痒的记载，如《针灸甲乙经》言："女子……少腹苦寒，阴痒及痛，经闭不通，中极主之。"本穴孕妇慎用。

3. 太冲

（1）操作方法：取双侧太冲穴，常规消毒后，用 1 寸毫针稍向下斜刺 0.8 寸左右，得气后，施以捻转手法，留针 20 分钟，每 5 分钟行针 1 次。

（2）注解：前阴乃宗筋之所聚，足厥阴肝经环阴器，足厥阴络脉结于阴器，太冲为足厥阴肝经之原穴，既可清肝经湿热，又可补肝肾之阴。

4. 少府

（1）操作方法：取双侧少府穴，常规消毒后，用 1 寸毫针直刺 0.5 寸左右，得气后，施以捻转泻法，留针 20 分钟，每 5 分钟行针 1 次。

（2）注解：《素问·至真要大论篇》谓"诸痛痒疮，皆属于心"，少府为心经之荥穴，"荥主身热"，能清泻心火。又因心与小肠相表里，心热常下移小肠，导致下焦湿热而引起尿频、尿急、尿闭、阴部瘙痒等症，故用心经荥穴少府能利湿热。

二、耳针疗法

外生殖器、卵巢（双侧交替使用）

操作方法：常规消毒后，用 28 号 0.5~1 寸毫针斜刺或平刺耳穴。每日针刺 1 次，每次留针 20 分钟，留针期间行针 2~3 次，每次行针 5~10 秒，施以较强的捻转手法。也可以用王不留行贴压疗法。

第十一节　绝经前后诸证

妇女在绝经前后，出现烘热汗出，眩晕耳鸣，心悸失眠，烦躁易怒，五心烦热，或腰背酸痛，浮肿泄泻，或月经紊乱，情志不宁等与绝经有关的证候，称为绝经前后诸证，又称为"经断前后诸证"。相当于西医学的绝经综合征、围绝经期综合征、更年期综合征以及卵巢早衰等。本病的临床表现繁杂多样，病情轻重相差很大，持续时间长短不一，病情短的患者仅有数月，病情长的患者可经数年而不愈。

中医学认为，本病的发生与先天禀赋、情志所伤、劳逸适度、经孕产乳所伤等因素有关。妇女至绝经前后，肾气渐亏，天癸将竭，精血不足，阴阳平衡失调，出现肾阴不足，阳失潜藏，或肾阳虚衰，经脉失于温养等肾阴阳失调征象。古代医学对此尚无专有病名或专篇论述，仅散见于"失眠""眩晕""年老血崩""年老经断复来""脏躁""百合病"等内容中，临床可参考这些病症的相关文献来学习研究。

一、毫针疗法

1. 三阴交

（1）操作方法：取双侧三阴交，常规消毒后，用2寸毫针直刺1.5寸左右，得气后，施以较强的平补平泻捻转提插手法，留针30分钟，每10分钟行针1次。隔日或每日1次，10次为1个疗程。

（2）注解：三阴交为足三阴经之交会穴，针之可调理脾、肝、肾三脏，从而起到健脾益气、滋阴养血、调和气血、滋补肝肾的作用，使冲任得充，阴阳平衡，诸症自解。

2. 肾俞

（1）操作方法：取双侧肾俞，常规消毒后，用1寸毫针直刺0.5~0.8寸，得气后，施以较强的捻转手法，留针30分钟，每10分钟行针1次。每日1次，10次为1个疗程。

（2）注解：本病基本病机是肾精亏虚，肾的阴阳平衡失调，肾俞为肾的背俞穴，具有滋阴补阳、阴阳同调之效，是治疗肾气亏虚的首选穴位，用之可补益肾之精气以治其本。

二、艾灸疗法

1. 足三里

（1）操作方法：取双侧足三里，采用温和灸，以患者感到施灸处温热、舒适为度，每次灸20~30分钟。每日1次，10次为1个疗程。

（2）注解：足三里为足阳明胃经之合穴，本经为多气多血之经，犹如百川汇合入海之势，经气充沛，功效卓著。灸之则壮元阳，益脾胃，补益气血。

2. 太溪

（1）操作方法：取双侧太溪，采用温和灸，以患者感到施灸处温热、舒适为度，每次灸 30 分钟。每日 1 次，10 次为 1 个疗程。

（2）注解：太溪为肾经之原穴，原穴是气血充盛之处，灸之能补肾气、养肾阴、充精血。

三、耳针疗法

内生殖器、卵巢、内分泌、神门、交感、皮质下

操作方法：双侧耳穴交替选用，每次用 3~4 个穴位，常规消毒后，用 28 号 0.5 寸毫针斜刺或平刺耳穴。隔日治疗 1 次，每次留针 20 分钟，留针期间行针 2~3 次，运用中等强度捻转手法，或用王不留行子贴压法。

四、头针疗法

晕听区、感觉区

操作方法：常规消毒后，用 28 号毫针，针与头皮呈 15~30° 夹角，快速刺入头皮下后，沿刺激线刺入 1 寸左右，留针 1 小时，留针期间每 10 分钟行针 1 次，采用捻转补法，捻转速度在 200 次 / 分以上，每次捻转 2 分钟左右。隔日 1 次，10 次为 1 个疗程。

第十二节　恶露不绝

恶露不绝是指产妇分娩后 3 周以上仍有阴道流血、溢液的一种病症，又称"恶露不止""恶露不尽"。正常恶露，初为血性，继则逐渐变淡，且无特殊臭味，一般 3 周左右干净。也有个别患者偶有恶露，色、质、味无异常，一月方净者。

中医学认为，恶露不绝多与素体虚弱，或孕后脾虚，不能统摄冲脉之血；或情志不畅，气郁血滞，血不归经；或素体阴虚，产后阴亏，虚热内生。或产后过用辛热温燥之品；或产后胞脉空虚，温热之邪侵袭；或肝郁化热，热扰冲任，迫血下行。本病病位在胞宫，基本病机是冲任不固，血行体外。

本病相当于西医学的晚期产后出血、胎盘附着面复旧不全、部分胎盘残留、蜕膜残留、产褥感染等病。

一、毫针疗法

1. 三阴交

（1）操作方法：取双侧三阴交，常规消毒后，用 1.5 寸毫针直刺 1.2 寸左右，得气后，施以平补平泻捻转手法，留针 30 分钟，每 10 分钟行针 1 次。每日 1 次。

（2）注解：三阴交为足三阴经之交会穴，是理血调经之要穴，既可以补血生血、活瘀通络，又能清热凉血，虚实寒热者皆可以运用。

2. 断红

（1）操作方法：取双侧断红穴，常规消毒后，用 2 寸毫针沿掌骨水平方向刺入 1.5 寸，得气后，施以捻转手法，使针感上行至肩，留针 20 分钟，每 5 分钟行针 1 次。针后若施以雀啄灸 10~15 分钟，疗效更佳。

（2）注解：断红穴为经外奇穴，即八邪之上都穴，为止胞宫异常出血的经验效穴，针之具有调和气血、固摄冲任的作用，对妇科出血病症尤具特效，是治疗妇科出血的经验效穴。

二、艾灸疗法

关元

（1）操作方法：采用温和灸，以患者感到温热、舒适为度，每次灸 30 分钟左右，每日 1 次，5 次为 1 个疗程。

（2）注解：关元为任脉之穴，居脐下丹田部位，临近胞宫，通于足三阴经，灸之能补益元气，固摄冲任，调理胞宫，令血归经。

三、灯火灸疗法

三阴交、关元、隐白

操作方法：取 10~15cm 长灯心草或纸绳 1~2 根蘸植物油少许，点燃后，对准穴位快速点灸，听到“叭”的一声时，迅速移开，若无此声，当即重复一次。灸后皮肤略有发黄，或偶起小疱。

四、穴位贴敷疗法

神阙、关元

操作方法：用吴茱萸 5g，当归 10g，党参 20g，研成细末，加醋调成糊状，均匀涂于 3cm×3cm 的胶布或敷贴上，贴敷于穴位处。隔天换药 1 次。

五、耳针疗法

内生殖器、交感、内分泌、皮质下

操作方法：每次选用 2~3 穴，常规消毒后，用 28 号 0.5 寸毫针，采用浅刺或斜刺法，留针 15~20 分钟，留针期间行针 2~3 次，用中等强度刺激行针 5~10 秒，每日 1 次。或用王不留行子贴压法。

第十三节　乳汁不足

乳汁不足是指产妇在哺乳期内，乳汁甚少或全无，又称为"乳汁不行""产后乳少""无乳""缺乳""乳少"等。中医学对本病的认识较早，在针灸学著作中留下了大量的宝贵经验。《千金翼方》曰："妇人无乳法：初针两手小指外侧近爪甲深一分，两手液门深三分，两手天井深六分。"《针灸大成》有"妇人无乳，少泽、合谷、膻中"之记载，可见古医家对此积累了丰富的经验。

缺乳的发生常与素体亏虚或形体肥胖、分娩失血过多及产后情志不畅、操劳过度、缺乏营养等因素有关。本病病位在乳房，基本病机是气血虚弱、化源不足或气机郁滞、乳汁运行受阻而致。

一、毫针疗法

1.少泽

（1）操作方法：取双侧少泽穴，常规消毒后，浅刺 1 分，得气后，施以小幅度捻转手法，留针 20 分钟，每 5 分钟行针 1 次，连续治疗 5 次为 1 个疗程，一般针后加灸 10~15 分钟可有更好的疗效。

（2）注解：少泽为手太阳小肠经之井穴，小肠有分清泌浊的作用，针刺少泽可使水谷精微由脾转运至全身，补充气血之不足，气血足则乳汁生。心与小肠相表里，心主血脉，乳血同源，针刺少泽能调心气、促排乳，如此则经脉得通，气血得养，乳汁故而充足。古籍中即有用少泽穴治疗乳汁不足的记载，如《类经图翼》曰："少泽穴疗妇人无乳。"临床根据证候虚实可以决定用法，实证除用毫针刺，也可以用刺血方法，虚证也可以用灸法。若方法运用得当，皆有显著疗效。如笔者所治一患者，女性，26岁，产后一直乳汁量不足，婴儿需添加辅食，曾用偏方治疗，未显效。产后14天来诊，两侧乳房无胀感，乳汁较淡，易自汗，舌淡红，苔薄白，脉细弦。针刺少泽后加灸15分钟，1次治疗乳汁量即增加，共治疗5次已能满足喂养需求。

2. 涌泉

（1）操作方法：取双侧涌泉穴，常规消毒后，用1.5寸毫针直刺1寸左右，得气后，施以较强的平补平泻捻转手法，持续捻转2分钟，使针感向大腿部放射，留针30分钟，每10分钟行针1次，每次行针按前法操作。

（2）注解：涌泉穴为足少阴肾经之井穴，井即泉源之意，本穴亦具有启闭开窍的作用，其性降泻。乳汁不通是乳窍闭，乳房位于胸膺，为足少阴肾经循行之处，故刺涌泉可使乳窍通，乳汁分泌。本法尤适于肝郁气滞而致的患者，如笔者所治疗的一名患者，女性，26岁，产后乳汁尚能满足喂养需求，1周后因家庭矛盾而致肝郁气滞，遂即出现乳汁甚少，并感头晕头痛、胸胁胀满、口干汗多，服用中成药治疗3天未效来诊。按上述方法治疗，针后即感诸症平息，乳汁恢复正常，可以满足喂养需求。

3. 膻中

（1）操作方法：常规消毒后，用1.5寸毫针向下平刺1寸左右，得气后，将针退至皮下再向两侧乳房反复横刺2分钟，留针20分钟，其间按上法行针3次。

（2）注解：膻中位于两乳之间，为气之会穴，虚证补之则能益气养血生乳，实证泻之能理气开郁通乳，无论虚实皆能治之，是治疗乳汁不足之要穴。自古就有诸多相关记载，如《针灸聚英》言："无乳膻中少泽烧。"

二、皮肤针疗法

取背部第3~5胸椎旁开2寸，胸前两侧乳房周围及乳晕部、肋间部

操作方法：在背部第3~5胸椎旁开2寸处叩打4~5次，从上至下垂直叩打。

再沿胸部肋间向左右侧散刺，每斜行叩打 5~7 次，两乳房放射性叩打，乳晕部环形叩打。用轻刺激法，每日 1 次。

三、耳针疗法

胸、内分泌、交感、皮质下、脾、胃

操作方法：每次选 2~3 穴，取毫针刺入，留针 20 分钟左右，其间行针 3 次，施以中度刺激，每日 1 次。也可以用王不留行子贴压法。

第十四节　乳痈

乳痈是指以乳房结块肿痛、乳汁排出不畅，以致结脓成痈为主症的乳房疾病。一般多发生于产后 3~4 周的哺乳期妇女，尤以初产妇多见，又有"产后乳痈""吹乳""妒乳""乳毒""乳疯"等称谓。

我国医家对本病的治疗积累了丰富经验，现存的针灸文献中有相当多治疗本病的经验记载。如《针灸甲乙经》载"乳痈，凄索寒热，痛不可按，乳根主之……乳痈有热，三里主之"。《针灸资生经》载膺窗、临泣（足）、神封、乳根、足三里、下巨虚、天溪、侠溪，均治乳痈。《针灸大成》载：乳痈、膻中、大陵、委中、少泽、俞府。均是古医家用针灸治疗本病的经验，至今仍是针灸临床治疗中的重要指导思想。

中医学认为，本病多因过食厚味，胃经积热；初产妇人精神紧张，情志不遂，肝气郁结，或忧思恼怒，肝经郁火；或乳头皮肤破损，外邪火毒侵入乳房等，导致乳房脉络不通，排乳不畅，郁热火毒与积乳互凝，从而结成乳痈。基本病机是胃热肝郁，火毒凝结。

本病相当于西医学的急性乳腺炎。

一、毫针疗法

1. 肩井

（1）操作方法：取患侧肩井穴，常规消毒后，用 1 寸毫针直刺 0.5~0.8 寸深，得气后，施以较强的捻转泻法，使针感向患侧乳房部放射，留针 30 分钟，每 10 分钟行针 1 次。急性患者每日 1~2 次。

（2）注解：肩井穴为手少阳三焦经、足厥阴肝经、足阳明胃经与阳维脉之交会穴，针刺肩井穴，可以通经活络、清热散结、消肿止痛，因此对急性乳腺炎有特效，是历代所用的治疗要穴，正如《百症赋》载曰："肩井乳痈而极效。"一般来说，急性乳腺炎针刺本穴确有极效，如笔者曾治的一名患者，产后 40 余天，突然乳房疼痛，伴有恶寒发热、头痛等症状 1 天，口服清热解毒中成药未效，故来诊。按上法处理，起针后，症状明显缓解，2 次治疗诸症消失，无异常感觉。

2. 梁丘

（1）操作方法：取双侧梁丘穴，常规消毒后，用 1.5 寸毫针直刺 1.2 寸左右，得气后，施以较强的捻转泻法，留针 30 分钟，每 10 分钟行针 1 次。急性患者每日 1~2 次。

（2）注解：乳房属胃，阳明胃经过乳房，乳痈的发生又多因胃热壅滞而成。梁丘穴为足阳明胃经之郄穴，阳经郄穴善治急证、痛证，急性乳腺炎既是痛证又是急证，故用梁丘穴治疗乳腺炎极具特效，通过针刺梁丘可以疏调阳明经气，调和气血，清阳明之郁热，阳明之结滞，故而使郁热解，肿胀消，疼痛止。自古就有用梁丘穴治疗乳腺炎的记载，如《针灸甲乙经》云："大惊，乳痛，梁丘主之。"

3. 内关

（1）操作方法：取双侧内关穴，常规消毒后，用 1.5 寸毫针直刺 1 寸左右，得气后，施以较强的捻转提插泻法 1 分钟，留针 30 分钟，每 10 分钟行针 1 次，每次行针如前操作。

（2）注解：内关穴为手厥阴心包经之络穴，手厥阴经循胸过乳，内关穴又为八脉交会穴之一，通于阴维脉，阴维脉也过乳房，"经络所过，主治所及"，手厥阴与足厥阴肝经又为同名经，同名经同气相求。内关穴还具有疏肝解郁之效，所以通过针刺内关穴可疏调乳部之气血，行气化瘀，通经止痛，为乳腺炎的治疗要穴。

二、刺血疗法

1. 至阳

（1）操作方法：穴位常规消毒后，医者用手捏起穴位处肌肉，用一次性刺血针头迅速点刺 2~3 下，然后加拔罐 5~10 分钟，使其出血 1~2ml 即可，每日 1 次。

（2）注解：至阳为督脉之穴。督脉主一身之阳，为阳脉之海。至阳为阳气至极之处，点刺放血，可清泻热毒阳邪，所以对乳腺炎有很好的治疗作用，尤其对初期乳腺炎可有立竿见影之效。

2. 天宗

（1）操作方法：取患侧天宗穴，常规消毒后，医者捏起穴位处肌肉，用一次性刺血针头迅速点刺 2~3 下，然后加拔罐，使其出血 2~3ml，每日 1 次。

（2）注解：天宗穴与乳房相对应，乳腺炎发生时常在此处有明显的压痛反应，选天宗穴是前后对应取穴之用，通过在此处点刺放血，可起到疏通乳络、散结祛瘀的功效，所以对乳腺炎能起到很好的治疗功效。若在本穴处施灸或用温针灸处理也有很好的疗效。本穴是乳腺疾病的一个反应点，对患乳腺病者，若能在此处通过切循按压找到压痛反应点，并就此施治可有极佳的效果。

三、挑刺疗法

患侧肩胛骨下部或脊椎两旁反应点

操作方法：在患侧寻找相应反应点，其反应点为红色疹点，红疹直径约为 0.5mm，不高出皮肤，颜色鲜红，指压不褪色，稀疏散在，数个至十几个不等。于局部常规消毒后，用挑刺针或一次性刺血针头挑破红疹，使之出血少许，后加拔火罐。

四、艾灸疗法

阿是穴

操作方法：用葱白或大蒜捣烂，平铺在痛处，即阿是穴处，用艾炷灸或点燃艾条熏灸，艾炷灸每次灸 5~7 壮，艾条灸每次灸 20 分钟左右，每日 1~2 次。对乳痈初期未成脓者最有效。

五、耳针疗法

胸、内分泌、肾上腺

操作方法：穴位局部常规消毒后，用 0.5 寸毫针刺入，深度以刺入耳郭软骨但不透过对侧皮肤为度，捻转刺激至局部疼痛，留针 30 分钟，每日 1 次。

或用王不留行子贴压法。

第十五节　乳癖

乳癖是指妇女乳房部常见的慢性良性肿块，以乳房肿块和胀痛为主，与月经周期、情绪变化有明显关系，又被称为"乳痰""乳核""乳痞""奶癖""乳粟"等。常见于中青年妇女，发病率甚高，占乳房疾病的 75% 左右，是临床上最常见的乳房疾病。

中医学认为，乳癖的发生常与情志内伤、忧思恼怒等因素有关。基本病机是气滞痰凝乳络，冲任失调。针灸治疗效果较好，能够较快地改善症状，并能使肿块缩小或消失，是目前行之有效的好方法。

本病与西医学中的乳腺小叶增生、乳房囊性增生、乳房纤维腺瘤等疾病相类似。

一、毫针疗法

1. 足临泣

（1）操作方法：取双侧足临泣，常规消毒后，用 1 寸毫针直刺 0.5 寸左右，得气后，施以较强的捻转泻法，留针 30 分钟，每 10 分钟行针 1 次。于月经前 1 周左右开始治疗，至月经来潮为止。每日 1 次。

（2）注解：足临泣为胆经之输木穴，木中之木，性善条达，功善疏泄，通经活络之力强，刺之能疏调肝胆经气，而疏肝解郁，通经止痛，以达消瘀除滞，病症自愈的目的。

2. 膻中

（1）操作方法：穴位局部常规消毒后，取用 1.5 寸毫针，向患侧乳房横刺 1 寸左右，若两侧疼痛则分别向两侧乳房各刺 1 针。得气后，施以较强的捻转泻法，使针感向患侧乳房传导，留针 30 分钟，每 10 分钟行针 1 次。于月经前 1 周左右开始治疗，至月经来潮为止。每日 1 次。

（2）注解：膻中处于两乳之间，又为八会之气会，刺之可以理气宽胸、疏调气机、宣通乳络，并能直接消除患部气血之瘀阻。

3. 乳根

（1）操作方法：取患侧乳根穴，若两侧有病则二穴同取，常规消毒后，用2寸毫针向上刺入乳房基底部 1.5 寸左右，得气后，施以较强的捻转手法 1 分钟，留针 30 分钟，每 10 分钟行针 1 次。于月经前 1 周左右开始治疗，至月经来潮为止。每日 1 次。

（2）注解：足阳明经为多气多血之经，经脉循行经过乳房，故取乳房局部的乳根穴，可调和阳明之气血，以疏通乳络，散结消癖，使病症痊愈。

二、艾灸疗法

1. 膺窗

（1）操作方法：取患侧膺窗穴，用温和灸，以患者感到温热、舒适为度。一般每次 30 分钟，每日或隔日 1 次，10 次为 1 个疗程。

（2）注解：膺窗穴归属于足阳明胃经，在乳房上部，灸之既能直接疏通乳房之气血，又能通调阳明之气血，故而能使乳房气血通畅，瘀滞消除，笔者通过临床运用发现，艾灸本穴对乳癖确有疗效。

2. 足三里

（1）操作方法：取双侧足三里，用温和灸，以患者能耐受为度。每日 1 次，每次 30~50 分钟，10 次为 1 个疗程。

（2）注解：乳房属胃，足阳明胃经过乳房，足三里为足阳明胃经之合穴、胃腑之下合穴，灸足三里能调和气血、疏通经气，从而使瘀滞得消。

三、耳针疗法

内分泌、乳腺、交感、皮质下、肝

操作方法：常规消毒后，用毫针中等刺激，每次留针 30~60 分钟，其间行针 3 次。或用王不留行子贴压法。

四、皮内针疗法

屋翳

操作方法：常规消毒后，用皮内针由内向外平刺入皮下，以患者活动两臂不觉胸部疼痛为宜，最后用胶布固定。留针 2~3 天，留针期间每日按压 2~3 次。

第四章

男科病证

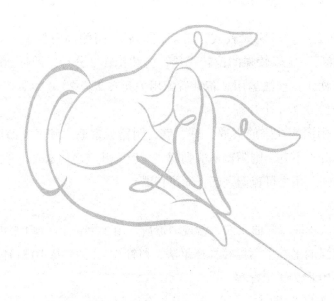

第一节　阳痿

阳痿是男科常见病，也是治疗较为棘手的病种，临床主要表现为成年男性在性活动的场合下有性欲，但难以产生或维持满意的性交所需要的阴茎勃起或勃起不充分或历时短暂，以致不能插入阴道完成正常性交过程，又称"阴痿"。中医学认为，本病的发生常与过度手淫、房事不节、思虑忧愁、嗜食肥甘厚味、惊吓紧张等因素有关。本病病位在宗筋，基本病机是因肝、肾、心、脾受损，气血阴阳亏虚，宗筋失荣；或肝郁湿阻，经络阻滞，宗筋失用所致。

本病与西医学的阴茎勃起障碍相符，属于男性性功能障碍最常见的一种类型。

一、毫针疗法

1. 大敦

（1）操作方法：取双侧大敦穴，常规消毒后，两侧同时针刺，针刺约0.1~0.2寸，得气后，施以较强的捻转手法，持续捻转2分钟，留针20分钟，留针期间行针2次，按前法运用。若针后配用关元穴艾灸20分钟，其效会更佳，隔日1次，10次为1个疗程。

（2）注解：阳痿病在宗筋失养，肝主筋，阴器为宗筋，肝经又绕阴部一周，即络阴器，肝气不升，则阴器不能勃起。大敦为肝经之井木穴，是木中之木，疏肝作用极强，用之可疏调宗筋，通络行滞。

2. 曲泉

（1）操作方法：取双侧曲泉穴，常规消毒后，用2寸毫针直刺1.5寸左右，得气后，施以较强的平补平泻捻转提插手法，留针30分钟，每10分钟行针1次。每日1次，10次为1个疗程。

（2）注解：曲泉为肝经之合水穴，因此有滋阴疏肝、通经化瘀的作用。肝经络阴器，阴器归为宗筋，宗筋为肝所主，所以用曲泉穴治疗阳痿极具特效。

二、艾灸疗法

1. 关元

（1）操作方法：患者取仰卧位，穴位局部常规消毒，施以直接非化脓灸或隔附子饼灸。直接灸选用小壮灸，每次灸 50~100 壮，每周 1 次，3 次为 1 个疗程。隔附子饼灸每日或隔日 1 次，用大壮，每次灸 7~10 壮，7 次为 1 个疗程。

（2）注解：关元穴为任脉与足三阴之会，是元气之所藏，三焦之气所出，肾间动气之所发，乃十二经脉之根，五脏六腑之本，呼吸之门，三焦之源，是全身各脏腑器官功能活动的原始动力，生命之根本。灸之能温肾壮阳、培元固本、大补元气，故对肾阳虚衰而致的阳痿极具特效，若与疏肝的穴位配用疗效更佳。

2. 三阴交

（1）操作方法：取双侧三阴交，采用温和灸，以患者感到温热、舒适为度，每次灸 30~50 分钟，每日 1 次，10 次为 1 个疗程。

（2）注解：三阴交归属于脾经，是足三阴经之交会，所以可以健脾、益气、升阳，既可以补肝肾之阴，又能温脾肾之阳，使补中有调、阴阳兼顾、益气助阳、滋阴补肾，对男女生殖系统疾病有统治功效。尤其艾灸疗法，可起到补肾固精、补脾养血的作用，治疗阳痿效果卓著。

三、穴位埋线疗法

关元、中极、肾俞、肝俞、三阴交

操作方法：每次选用 2~3 穴，常规消毒，取用现代一次性埋线针具，按埋线疗法常规操作，每 15 天埋线 1 次，4 次为 1 个疗程。

四、耳针疗法

外生殖器、内生殖器、内分泌、肾、神门

操作方法：每次选用 2~4 穴，常规消毒，用毫针中度刺激，每次留针 30~50 分钟，留针期间行针 3 次。或用埋针法、王不留行了贴压法。

五、皮内针疗法

三阴交

操作方法：患者取仰卧位，用双侧三阴交穴，穴位常规消毒。医者先用左手拇指压着患者会阴，嘱其尽力吸气收肛，注意力集中在龟头上。右手持止血钳夹住皮内针，从三阴交向上刺入，然后旋转揉动，使患者出现针感，用胶布固定，按压会阴约 5 分钟。埋针时间为 3 天，休息 3 天后再埋针。一般治疗3~5 次。

六、火针疗法

关元、中极、三阴交

操作方法：先嘱患者排空小便，选定穴位，常规消毒后，用细火针常规点刺，小腹部穴位点刺 0.1~0.3 寸，三阴交点刺 0.3~0.5 寸。每 3 天治疗 1 次，7次为 1 个疗程。

第二节　遗精及早泄

遗精是指不因性生活而精液频繁遗泄的病症，有梦而遗精者，称为"梦遗"；有无梦而遗精，甚至清醒时精液即流出者，称"滑精"。未婚或已婚但无正常性生活的成年健康男子，每月遗精 1~2 次属于正常现象，属于"精满则遗"。中医学认为，本病的发生与情欲妄动、沉溺房事、劳倦过度、饮食不节、湿浊内扰等因素有关。早泄是指房事时过早射精而影响正常性交的病症。中医学认为，早泄的发生与情志内伤、湿热侵袭、纵欲过度、心肾不交、久病体虚等有关。

遗精与早泄，病位均在肾，基本病机皆是肾失封藏，精关不固，故在此一并论述。

遗精与早泄可见于西医学的男子性功能障碍、前列腺炎、精囊炎、睾丸炎等疾病中。

一、毫针疗法

1.志室

（1）操作方法：取双侧志室穴，常规消毒后，用1.5寸毫针直刺1寸左右，得气后，施以捻转补法，留针30分钟，每10分钟行针1次。每日或隔日1次，10次为1个疗程。若配合灸法则疗效更佳。

（2）注解：志室位于肾俞外旁，是肾气留驻之处，藏精藏志之室，性善封藏，故针之能补肾益精、固本封藏，是治疗肾虚封藏失职而致的男女生殖系统疾病的特效穴。若配合艾灸疗效更佳，所以在临床中常用温针灸的方法施治。这一方法对早泄、遗精均有立竿见影的效果。如笔者曾治一名患者，男性，26岁，反复遗精3年多，每周2~3次，曾服用中西药治疗，均无效。患者面色无华，精神不振，夜梦多，睡眠欠佳，时有腰酸、腰痛。来诊后即取本穴行温针灸治疗，隔日1次，共治疗10次痊愈。观察3个月未再复发。

2.会阴

（1）操作方法：患者取侧卧位，双手抱膝，暴露穴位。先以5%碘酊消毒，再用75%乙醇脱碘。左手按压穴位，右手持针，用2寸毫针直刺1~1.5寸。轻捻转，不提插，使针感向小腹部放射，以有抽动感为最佳。留针20分钟，每5分钟轻捻转行针1次。每日或隔日1次，5次为1个疗程。

（2）注解：会阴为任脉穴位，并与督脉、冲脉相会，督脉总统一身之阳，可强精益肾；任脉总任全身之阴；冲脉贯通营卫。所以，针刺会阴穴，既可调整心肾功能，又能调节全身气血，从而达到固精止遗的作用。

3.三阴交

（1）操作方法：取双侧三阴交穴，常规消毒后，用2寸毫针直刺1.5寸左右，得气后，施以较强的捻转手法，使针感向会阴部放射，捻转2分钟，留针30分钟，每10分钟行针1次。每日1次，10次为1个疗程。若配合艾灸则疗效更佳。

（2）注解：三阴交为足三阴经之交会穴，具有调脾、肝、肾的功能，针之可滋阴补肾、健脾益胃、疏肝解郁，使肾精得充，脾能健运，生化有源，以固精关。

二、艾灸疗法

1. 关元

（1）操作方法：患者取仰卧位，采用回旋灸，以患者能耐受为度，每次灸30~50分钟，每天1次，10次为1个疗程。

（2）注解：关元为任脉与足三阴经的交会穴，可补益下元虚损、振奋肾气、益肾固本、固摄精关。

2. 肾俞

（1）操作方法：取双侧肾俞，用温和灸，以患者能耐受为度，每次灸30~50分钟，每日1次，10次为1个疗程。

（2）注解：肾俞为肾之精气输注之处，功专补肾，为补肾专穴，既能补肾滋阴、填精益髓，又能温补肾阳、补肾培元。其性喜温，为人身至虚之地，灸之可温肾壮阳、培元固本，对肾虚精关不固而致的遗精、滑精、早泄均有较佳的疗效。

3. 大赫

（1）操作方法：患者取仰卧位，取双侧大赫穴，采用温和灸，以患者能耐受为度，每次灸30~50分钟，每日1次，10次为1个疗程。

（2）注解：大赫为冲脉与足少阴肾经之交会穴，内应胞宫、精室，是下焦元阳升发之处，为男女生殖系统疾病的常用要穴。灸之能温肾壮阳、培元固本。本穴是古医家治疗本病的常用穴位，如《备急千金要方》载："男子虚劳失精，阴上缩，茎中痛，灸大赫三十壮。"《医学纲目》言："虚劳失精……大赫三七壮。"

三、皮内针疗法

列缺

（1）操作方法：每次单侧取穴，穴位常规消毒后，用1寸毫针逆经脉循行方向平刺穴位，使局部产生酸、麻、胀感后，令患者取不同姿势，确认对其活动无影响后，用胶布固定，留针12~18小时。一般于晚上6~7点埋针，至次日8~12点取下，嘱患者在睡前按压数次以刺激穴位。左右交替用穴，每周埋针3次。

（2）注解：本法适用于遗精。

四、穴位贴敷疗法

神阙

（1）操作方法：用露蜂房、白芷各 10g，研成细末，用醋调成饼，睡前敷于神阙穴，用敷贴或胶布固定，次晨取下。每日 1 次，10 次为 1 个疗程。

（2）注解：本法简单易用，对早泄具有很好的效果。

五、耳针疗法

内生殖器、内分泌、神门、肝、肾、心

操作方法：每次选用 2~3 穴，用毫针中度刺激，留针 30~50 分钟，留针期间行针 3 次。或用埋针法、王不留行子贴压法。

第三节　阳强

阳强是指男性阴茎勃起而持续不消，阴茎胀大不适，甚至疼痛，可持续数小时乃至数日，即使性交后也不能射精，或者射精后阴茎仍然勃起不软，又称为"强中"。中医学认为，本病多因肝经湿热扰动精室，败精瘀阻宗筋脉道，或因房事不当、妄服壮阳之药，以致泄精耗阴，阴虚阳亢，相火亢盛而致。

本病属于西医学中的阴茎异常勃起。

一、毫针疗法

1. 蠡沟

（1）操作方法：取双侧蠡沟穴，常规消毒后，用 1.5 寸毫针向上平刺 1 寸左右，得气后，施以较强的捻转泻法，持续捻转 1~2 分钟，每次留针 30 分钟，每 10 分钟行针 1 次。每日 1 次。

（2）注解：蠡沟为肝经络穴，肝主筋，前阴乃宗筋所聚处，肝经"循股阴，入毛中，环阴器，抵小腹"，所以用蠡沟能治疗生殖系统疾病。早在《灵枢·经脉》中即记载："气逆则睾肿卒疝，实则挺长，虚则暴痒，取之所别也。"

2. 行间

（1）操作方法：取双侧行间穴，常规消毒后，用1寸毫针直刺0.8寸左右，得气后，施以较强的捻转泻法，留针20分钟，每5分钟行针1次，每日1次。

（2）注解：行间为肝经荥穴，足厥阴肝经通阴器，本病为肝经邪热上攻于阴器而致，"荥主身热"，故针刺行间可清泻肝火，使阳强得除。

二、耳针疗法

外生殖器、内生殖器、内分泌、肾、肝、神门

操作方法：每次选用2~4穴，常规消毒后，用毫针强度刺激，每次30分钟，持续不断捻针；或用埋针，或王不留行子贴压法。

三、刺血疗法

大敦

操作方法：取双侧大敦穴，先用力按揉，使其充血，予常规消毒后，用手捏紧点刺穴位处，再用一次性刺血针头点刺放血，使之出血10滴左右即可。每周2次，6次为1个疗程。

第四节 前列腺炎

前列腺炎是男性常见病，绝大多数发生于青壮年人群，是指前列腺特异性和非特异性感染所致的急、慢性炎症，主要以排尿不畅、会阴部坠胀疼痛为主要临床表现，但其临床症状多样，病程迁延，顽固难愈，容易复发，是造成男性不育、性功能障碍的重要原因。属于中医学"劳淋""白浊""精浊"等范畴。中医学认为，本病的发生常与饮食不节、湿热内蕴、思虑过度，或忍精不射、房劳太过等因素有关。

一、毫针疗法

1. 中极

（1）操作方法：穴位常规消毒后，用2寸毫针向下斜刺1.5寸左右，得气后，采用较强的捻转泻法，使局部有酸胀感，并使针感向会阴部传导，再持续捻转 1~2 分钟，留针 30 分钟，每 10 分钟行针 1 次，每次行针与前法相同。若与艾灸同用，则疗效更佳，可采用温针灸或针后加用灸法。对于慢性患者，长期坚持用灸法也能获得很好的疗效。

（2）注解：中极是任脉与足三阴之交会穴，为膀胱之募穴，在小腹部，针刺本穴既能直接疏调膀胱精气，又能疏调足三阴经与任脉的气血，从而起到交通阴阳、清利小便的功效。

2. 秩边

（1）操作方法：每次取用一侧穴位，常规消毒后，用 4 寸毫针，针尖向内倾斜 60° 左右，刺入 3.5 寸左右，得气后，施以大幅度的捻转提插手法，使针感向会阴部放射，持续捻针 2 分钟，留针 20 分钟，留针期间以前法行针 3 次。每日 1 次，左右二穴交替用针。10 次为 1 个疗程。

（2）注解：秩边为足太阳膀胱经经穴，位于腰骶部，使针尖抵达腹底，既可以疏调膀胱经之气，又能直达病变部位，通利膀胱气机，故能发挥很好的疗效。目前，秩边穴已被广泛用于本病的治疗，并得到了大量的临床验证，具有确实的疗效。《备急千金要方》亦云："秩边……主癃闭下重，大小便难。"

二、艾灸疗法

三阴交

（1）操作方法：取双侧三阴交，采用温和灸，以患者感到温热、舒适为度，每次灸 30 分钟左右，每日 1 次，坚持持续施灸，一般 10 次为 1 个疗程。可同时配合中极穴施灸，疗效更佳。

（2）注解：三阴交是脾、肝、肾三经的交会穴，针之可有健脾益气、补益肝肾、清热利湿的作用，对男女生殖系统疾病均有特效。

三、穴位贴敷疗法

神阙

操作方法：可取麝香 0.1g，贴于穴位上，用胶布固定，每 1~2 日更换 1 次；或者用食盐炒黄待冷，放于神阙穴上填平，再将适量的葱白压成 0.3cm 厚的薄饼置于盐上，将大艾炷置于饼上施灸，至温热入腹内有尿意为止。本法对本病引起的尿潴留有很好的疗效。

四、耳针疗法

肾、膀胱、三焦、尿道

操作方法：每次选用 2~3 个穴位，常规消毒，取毫针中度刺激，留针 40~60 分钟，留针期间行针 2~3 次。或用王不留行子贴压法，或埋针法。

五、皮肤针疗法

下腹部任脉经穴、第 1~5 腰夹脊、阴陵泉、三阴交

操作方法：穴位常规消毒后，用一次性皮肤针叩刺，叩至皮肤潮红。隔日 1 次，7 次为 1 个疗程。

六、火针疗法

中极、曲骨、关元、长强

操作方法：针刺前先让患者排净小便，取仰卧位，穴位皮肤常规消毒，用细火针常规操作。小腹部穴位点刺 0.1~0.3 寸；选长强穴时则更换为俯卧位，进针方向在尾骨内斜向上刺。每周 2 次，6 次为 1 个疗程。

第五节　不育症

不育症是指育龄夫妇婚后同居 1 年以上，性生活正常且未采取避孕措施，由于男方原因使女方不能受孕者。属于中医学的"无子""无嗣"范畴。中医学认为，本病的发生主要是由于房劳过度，久病伤阴，或情志不舒，肝郁气滞，疏泄无权，或过食肥甘厚味，痰湿内生，湿热下注，或气血两虚而致。

不育症最常见的病因为精液异常，包括无精、弱精、少精、精子发育停滞、畸精症或精液液化不全。正常精液量为 2~6ml，平均为 3ml，pH 7.0~7.8；在室温下放置 30 分钟内液化；精子活率大于 50%；正常形态精子占 66%~88%。通过现代检查若不符合这些指标，就可以做出相应的诊断。

一、毫针疗法

关元、大赫、三阴交

（1）操作方法：诸穴常规消毒后，分别予常规毫针刺，得气后，分别施以补泻手法（关元、大赫施以补法，三阴交施以平补平泻），留针30~50分钟，每日1次，10次为1个疗程。若配合艾灸则疗效更佳，可用温针灸，或者针后再灸。

（2）注解：关元为任脉与足三阴经之交会穴，为元气之所藏，三焦气之所出，肾间动气之所发，十二经脉之根，五脏六腑之本，生命之根本；大赫为冲脉与足少阴之交会穴，内应胞宫、精室，为下焦元阳升发之处；三阴交为足三阴经之交会，既可滋补肝肾、健脾益气，又可理气活血、清利湿热。三穴相配则先后天得补，肾、肝、脾得调，不育症可愈。此三穴均能提高生殖功能，增强先天之气，提高精子质量，因此笔者将此三穴合称为"生殖三穴"，常用于不孕不育症的治疗。笔者通过长期的临床观察发现，三穴合用对不孕不育均有确实的疗效。

二、艾灸疗法

1. 关元

（1）操作方法：患者取仰卧位，用回旋灸，以患者感到温热、舒适为度，每次艾灸30~50分钟，每日1次，10次为1个疗程。若与气海穴同时配合施灸，则更能提高疗效。

（2）注解：关元位于下腹部，是任脉与足三阴经之交会穴，既能健脾益气，又能滋补肝肾。艾灸本穴可起到温肾壮阳、大补元气、益肾培元的作用，从而使肾气得充，故能有子。

2. 三阴交

（1）操作方法：取双侧三阴交，用温和灸，以患者感到温热、舒适为度。每次灸30分钟，每日1次，10次为1个疗程。

（2）注解：三阴交为足三阴经的交会穴，既可滋补肝肾、健脾益气，又可理气活血、清利湿热，所以不论虚实证候皆可运用，是治疗男女生殖系统疾病的特要穴、首选穴。

三、耳针疗法

肾、外生殖器、内生殖器、内分泌

操作方法：穴位皮肤常规消毒后，毫针中度刺激，留针 60 分钟，留针期间行针 3 次。或用埋针法、王不留行子贴压法。

四、皮内针疗法

关元、三阴交

操作方法：穴位皮肤常规消毒后，用图钉形掀针垂直刺入，胶布固定。每 2~3 日 1 次。7 次为 1 疗程，一般治疗 2~3 个疗程。

第五章

儿科病证

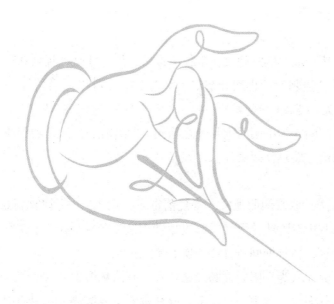

第一节　小儿发热

发热，即体温升高，是婴幼儿时期的常见症状。因为小儿形气不足，卫外不固，易感受外邪，所以是儿童最常见的病症之一。本病以发热为主要表现，且发病多突然而迅速，常常出现高热，严重者可导致抽风及其他并发症。

导致发热的原因众多，除了最常见的感冒、扁桃体炎外，还有各种儿科传染性疾病均会伴随不同程度的发热，如麻疹、流脑、水痘、腮腺炎、手足口病、疱疹性咽峡炎等，所以在临床中应当首先明确诊断，这类疾病的退热也可以参考本节的方法处理。

针灸治疗小儿发热具有很好的效果，既可以迅速退热，又无不良反应，值得临床推广运用。

一、毫针疗法

1. 三间

（1）操作方法：取双侧三间穴，常规消毒后，用 1 寸毫针直刺 0.3~0.5 寸。3 岁以下小儿施以强刺激后即可出针，3 岁以上小儿可以适当留针，一般为 10~15 分钟，每天 1~2 次。

（2）注解：三间穴为手阳明大肠经之输穴，"荥输治外经"，功善清阳明之邪热，所以针刺治疗发热疗效较佳。

2. 曲池

（1）操作方法：取双侧曲池穴，常规消毒后，用 1.5 寸毫针直刺 0.5~1 寸左右。3 岁以下小儿不留针，得气后施以捻转泻法 1 分钟后出针；3 岁以上小儿留针 10~20 分钟，留针期间行针 2~3 次，施以泻法。

（2）注解：曲池穴为手阳明大肠经之合穴，有清热解毒之效。肺与大肠相表里，阳明经多气多血，肺主一身皮毛，故针刺能解表散热、疏卫通阳。

二、刺血疗法

1. 耳尖及耳背瘀络

（1）操作方法：先充分按揉耳尖，使其充血，常规消毒后，医者左手用力捏紧耳尖，用一次性刺血针头点刺出血，然后挤捏数滴血液，再在耳背瘀络点刺出血，使其自然出血。

（2）注解：耳尖为经外奇穴，在耳尖及耳背刺血治疗发热具有非常确实的疗效。在此处点刺出血，可使邪有出路，热随血出，"热则疾之"，所以点刺出血后，可使体温迅速下降。

2. 大椎

（1）操作方法：准确定穴，常规消毒后，用一次性刺血针头点刺 2~3 下，然后加拔罐使之出血 2~3ml，每日 1 次。

（2）注解：大椎为督脉之穴，并与诸阳经交会，督脉为阳脉之海，总督一身之阳，外感热病，其病在阳经，点刺大椎穴能宣散全身阳热之气，解表而退热。

三、刮痧疗法

脊柱两侧和背俞穴

操作方法：用刮痧板蘸植物油或清水，自上而下轻刮，根据年龄大小确定合适的力度，一般可刮 2~5 分钟，刮至皮肤泛红或红紫色为止。

四、拔罐疗法

大椎、风门

操作方法：选取大小合适的罐体，每穴拔罐 3~5 分钟，每日 1~2 次。

五、穴位贴敷疗法

大椎、风池、神阙

操作方法：取生姜、葱白各 50g，切碎后用食盐炒热，用纱布包好，敷于上述穴位处，用胶布固定，每次敷贴 2~3 小时，每日换敷 2 次。

第二节　小儿哮喘

　　小儿哮喘是一种发作性痰鸣气喘疾患，以发作时出现哮鸣、呼吸困难，甚至张口抬肩、不能平卧为主要特点。哮指声响，喘指气息，哮必兼喘，故统称为哮喘。

　　近年来，本病的发病率呈明显增高趋势，是危害儿童健康的常见重要疾病。本病一年四季均可发生，但以冬春季节为高。本病易反复发作，以夜间和晨起居多，常因气候突变、寒温失常、吸入异味、饮食不慎等因素而诱发。

一、毫针疗法

1. 鱼际

　　（1）操作方法：取双侧鱼际穴或两侧穴位交替使用，常规消毒后，用1寸毫针向掌心直刺0.5~0.8寸深，得气后，根据患儿年龄及病情轻重决定留针时间，一般为10~15分钟。每日1次。

　　（2）注解：鱼际穴为手太阴肺经之荥穴，具有泻热平喘之效，对哮喘急性发作有很好的平喘之效，所以在临床中有"平喘穴"之称。如笔者曾治的一名患者，男性，13岁，在9岁时因感冒后诱发哮喘发作，之后每当感冒、天气突然变化，或者有特殊气味时即诱发哮喘发作，发作时常以输液或者雾化吸入平喘药，但始终不能有效解决，反复发作。本次于发作第2日就诊，予针刺双侧鱼际穴，经治疗3次症状消失。之后每日交替针刺本穴，10次为1个疗程，共治疗2个疗程。随访1年未再发作。本穴取穴方便，操作简单，疗效确实，确值得临床推广运用。

2. 定喘

　　（1）操作方法：取双侧定喘穴，常规消毒后，用1寸毫针直刺0.2~0.5寸深，得气后，施以捻转手法，根据患儿的年龄及病情决定留针时间的长短，一般留针5~15分钟，每日1次。

　　（2）注解：定喘穴为经外奇穴，因治疗哮喘疗效确实，所以名为"定喘"，为降气平喘的特效穴。

二、挑刺疗法

四缝穴

（1）操作方法：每次用一侧穴位，两边交替用穴。将患儿掌面向上，手指伸直，穴位常规消毒，用一次性刺血针头分别快速点刺0.5~1分深，然后挤出黄白色的黏稠液体，每3天治疗1次。

（2）注解：哮喘为宿痰内伏于肺而致，痰出于脾胃。四缝穴为治疗食积之特效穴，刺之可起到泄热消积之效，积消则痰清，痰清则气降，故哮喘可平。

三、穴位贴敷疗法

1. 涌泉

操作方法：用桃仁、杏仁、栀子仁、白胡椒、糯米适量，共为细末，用鸡蛋清调成糊状，然后贴敷于双侧涌泉穴处，于12~24小时取下，连用1~3次。用于哮喘发作期。

2. 肺俞

操作方法：用麻黄、细辛、干姜各15g，白芥子30g，共研为细末与面粉50g混合。每次取6g，以适量的香油调成糊状后，置于敷贴上，贴敷双侧肺俞穴，每2日换药1次，连用3次。

3. 大椎、肺俞、膏肓

操作方法：用白芥子30g，甘遂15g，细辛30g，丁香15g，肉桂15g，共研细末，使用姜汁调成稠膏状，做成直径约1cm的药饼，备用。敷贴时加用麝香少许，疗效更好。在贴敷时，用酒精棉球擦净穴位处皮肤，将药饼置于敷贴上贴于上述穴位。一般每次贴敷2~6个小时，若贴敷处烧灼疼痛明显，可提前取下。在每年的"三伏天"使用，头伏、中伏、末伏各贴1次，1年共贴3次，连续敷贴3年为1个疗程。夏天发作者最好在"三九天"使用；不分季节发作者，可随发作而敷贴。

四、拔罐疗法

肺俞、膏肓

（1）操作方法：用火罐法，沿脊柱两侧移动，每天2次，10次为1个疗程。

（2）注解：拔力不宜过强，以患儿能耐受为度，适用于年龄较大的儿童。

五、刺血疗法

大椎、尺泽、肺俞

（1）操作方法：诸穴常规消毒，用一次性刺血针头分别点刺 1~3 下，然后挤捏出血 1ml 左右。

（2）注解：本法对哮喘发作期有很好的疗效。

第三节　痄腮

痄腮是由感受风温邪毒，壅阻少阳经脉引起的时行疾病。主要表现为耳下腮部漫肿疼痛，伴有发热，俗称"大头瘟""蛤蟆瘟"。本病一年四季均可发病，但以冬春季节高发。任何年龄均可发病，多见于学龄儿童和青少年，2 岁以下婴幼儿少见。一般为单侧发病，也有双侧发病者。

本病相当于西医学的腮腺炎，是由病毒引起的腮腺急性非化脓性传染病。部分患者可并发脑膜炎、睾丸炎、卵巢炎等。

一、毫针疗法

1. 翳风

（1）操作方法：取患侧翳风穴，常规消毒后，根据患儿年龄大小可针刺 0.5~1 寸，得气后，施以捻转泻法，留针 10~20 分钟，每 5 分钟行针 1 次。每日 1 次。

（2）注解：翳风穴为手少阳三焦经经穴，具有祛风清热之效。本病为风温邪毒客于少阳，蕴热不散，结于两腮，故取本穴宣散少阳之邪。

2. 外关

（1）操作方法：取双侧外关穴，常规消毒后，直刺 0.5~1 寸，得气后，施以捻转泻法，留针 10~20 分钟，每 5 分钟行针 1 次。

（2）注解：外关为三焦经络穴，且为八脉交会穴之一，通于阳维脉，"阳维为病苦寒热"，痄腮为寒热之疾，因此用外关既能清泻少阳郁热，又能通阳维解表。

3. 手三里

（1）操作方法：取患侧手三里，常规消毒后，直刺 0.5~1 寸，得气后，中强度刺激，边行针边用手按揉患侧肿大的腮腺。留针 10~20 分钟，留针期间用同样的方法行针 3 次。

（2）注解：手三里为手阳明经经穴，有通经活络的作用，针刺能调畅气血、疏风清热，尤其是头面邪热所致诸疾。

二、灯火灸疗法

角孙

操作方法：先将穴区周围的头发剪去，取用 10cm 左右灯心草蘸植物油浸透 0.5~1cm，点燃灯心草，对准穴位迅速点灸皮肤，一点即起，听到"叭"的一声即可（这是操作成功的标志），若无响声，再按原法重做，直至成功为止。点后局部皮肤发黄，偶然也会起小疱，这是正常的表现，水疱一般无须特殊处理，数日后可结痂自愈。本法简单可靠，疗效确实，一般经 1~2 次治疗可愈。笔者所用无不效者，屡用屡效。

三、穴位贴敷疗法

涌泉

操作方法：用吴茱萸 9g，虎杖 5g，紫花地丁 6g，胆南星 3g，将上药研为细末，取 6~15g，加醋适量调成糊状，敷于双足涌泉穴处，用纱布覆盖，胶布固定。

四、刺血疗法

少商

操作方法：取患侧或双侧少商穴，先充分按揉手大指，使其充血，予皮肤常规消毒后，医者用一手捏紧患指，另一手用一次性刺血针头迅速点刺 1~2下，用手挤捏出血 5 滴以上即可，每日 1 次，至痊愈为止。本疗法简单易操作，疗效可靠，患儿易于接受。如笔者曾治疗一名患儿，男，7 岁，右侧耳后疼痛 3 日，伴张口困难，在某院诊断为流行性腮腺炎，给予中西医治疗，未见疗效而来诊。查体见右侧腮部肿胀，皮肤紧张发亮，触之疼痛明显，患侧耳后可触及多个增大的淋巴结，体温 38.7℃。诊断为急性腮腺炎。按上法处理后热退、疼痛缓解，治疗 3 次而痊愈。

第四节　小儿腹泻

小儿腹泻属于"泄泻"范畴，相当于西医学的急、慢性肠炎，是小儿时期最常见的疾病之一。腹泻是指由多种原因引起，以大便次数增多，粪质稀薄或如水样为主要症状的消化系统疾病。本病一年四季皆可发生，但以夏秋两季为多见。发病年龄以婴幼儿为多见，尤以 6 个月 ~2 岁的小儿发病率最高。

中医学认为，小儿腹泻的根本在于脾虚，脾虚湿困是基本病机。小儿脾常不足，易于感受风寒湿之邪，或内伤乳食及难以消化之物伤及脾胃，脾胃纳运失常，清浊难分，不能运化水谷精微，致清阳不升，浊阴不化，水湿为患，合污而下，发为泄泻。

一、毫针疗法

1. 天枢

（1）操作方法：取双侧天枢穴，常规消毒后，直刺 0.5~0.8 寸，得气后，施以捻转手法，留针 20 分钟，每日 1 次。

（2）注解：天枢穴为大肠之募穴，是大肠腑气输注汇集处，针刺天枢穴能通调肠腑，具有双向调节作用，根据"阳病行阴"的治疗原则，所以本穴是大肠腑病的首选穴位，对腹泻有特效。

2. 长强

（1）操作方法：患者取俯卧位，常规消毒后，用 1.5 寸毫针沿尾骨内侧面平行刺入 1 寸左右，不捻转，快速出针，按压针孔。

（2）注解：长强穴为督脉之络穴，又为足少阴肾经、足少阳胆经之交会穴，针刺本穴可疏通经脉、升达阳气、补肾。脾胃的运化功能有赖于肾阳的温煦，此法有升阳补肾之功，从而可提高脾胃运化功能。

3. 水分

（1）操作方法：患者取仰卧位，常规消毒后，根据患者年龄及胖瘦针刺 1 寸左右，得气后，施以捻转手法，留针 20~30 分钟。一般每日 1 次，重者可针刺 2 次。

（2）注解：本穴适宜急性泄泻患儿，针刺本穴能起到疏通经络、通利三焦、渗湿利水之效，利小便而实大便，使腹泻自止。

二、艾灸疗法

1. 神阙

操作方法：先用食盐填平脐，然后在上面置以厚约 0.3cm 的姜片，上面置以艾炷灸之，一般灸 3~5 壮。每日 1 次。

2. 天枢、中脘、足三里

操作方法：采用直接灸，用小艾炷，当患儿感患处灼热时更换一炷，每穴灸 7~10 壮，每日 1 次。

三、挑刺疗法

四缝穴

操作方法：取双侧穴位，常规消毒后，用一次性刺血针头迅速依次点刺 1 分左右，挤出白色透明黏液或血液，再用消毒干棉球擦拭干净，每 2~3 日挑刺 1 次。

四、穴位贴敷疗法

1. 神阙

操作方法：用丁香、肉桂各 20g，白胡椒 30g，共研细末，再加入冰片 5g 研匀，备用。治疗时先常规消毒脐部，将上药填满肚脐，用胶布固定。每日换药 1 次，至痊愈为止。

2. 劳宫、涌泉

操作方法：取适量的附子、盐捣烂，加入肉桂末，分别用敷贴贴于上穴。用于久泻的患儿。

五、灯火灸疗法

长强

操作方法：取用灯心草一段，蘸植物油少许，点燃后灸长强穴，一次不愈者，3 天后再灸。

第五节　小儿遗尿

遗尿是指 5 周岁以上的小儿，在睡眠状态下不自主排尿 ≥ 2 次 / 周，并持续 3 个月以上的一种病证，又称"尿床""遗溺"。本病多见于 10 岁以下的儿童，男孩是女孩的 2 倍。中医学认为，遗尿的病位主要在膀胱，与肾、脾、肺关系密切，多因下元虚寒、肺脾气虚、心肾不交、肝经湿热，以致膀胱失约而成，尤以下元虚寒为多见。

针灸疗法对遗尿的调理疗效确切，具有较好的效果。

一、毫针疗法

1. 百会

（1）操作方法：准确定穴，常规消毒后，用 1.5 寸毫针沿头皮向后斜刺入 1 寸左右，立即快速捻转 2 分钟，休息 3 分钟，然后再快速捻转 2 分钟，如此反复 3 次后起针。起针后再用艾条行温和灸 10~15 分钟，每日 1 次，7 次为 1 个疗程。

（2）注解：小儿遗尿标在膀胱，而本在大脑，其病因元神失控所致。百会为督脉之要穴，总督一身之阳，入于脑，并为诸阳经之会，所以针灸并用，可起到醒脑开窍、升举收摄、温经散寒的作用。临床运用具有确实的功效，笔者在临床曾以本法治疗几例患儿，取效理想。如笔者曾治疗的一名患儿，男性，8 岁，自小就遗尿不断，每周至少遗尿 3 次以上，一般每晚有 1~2 次遗尿，曾多次行相关检查及治疗，未见器质性疾病，治疗乏效。来诊后经用上方治疗，3 次治疗即好转，共治疗 12 次而痊愈，随访半年未再复发。

2. 三阴交

（1）操作方法：取双侧三阴交，常规消毒后，用 1 寸毫针直刺 0.5~0.8 寸，得气后，施以捻转补法，留针 10~15 分钟，留针期间行针 2 次。每日 1 次，1 周为 1 个疗程。

（2）注解：三阴交为足三阴经的交会穴，是治疗泌尿生殖系统疾病之主穴，针刺本穴能够补益肾气、固摄下元，使遗尿而止。

二、艾灸疗法

关元、志室、三阴交

操作方法：采用回旋灸的方法，每穴灸 10 分钟，以患者感到温热、舒适为度。每日 1 次，直至痊愈。

三、贴敷疗法

1. 神阙

操作方法：取煅龙牡、覆盆子、肉桂各 30g，生麻黄 10g，冰片 6g，共研细末，每次用 5~10g，用醋调成膏饼状贴于脐部，睡前贴敷，晨起取下。

2. 关元、三阴交

操作方法：取吴茱萸、肉桂各等份，共研细末，用醋适量调成糊状，做成约 1 分硬币大小的药饼，分别贴敷于上穴处 6~12 小时，每日 1 次，5 次为 1 个疗程。

四、头针疗法

额旁 3 线、顶中线

操作方法：穴位皮肤常规消毒后，缓缓进针，反复行针 5~10 分钟。

五、皮内针疗法

列缺、三阴交

操作方法：均取双侧穴位，常规消毒后，用皮内针斜刺入，待有酸胀感后，用胶布固定。留针 4~7 天。

第六节　积滞

积滞又称食积、伤食，是由乳食内积、脾胃受损而引起的胃肠病证，临床主要以不思饮食、食而不化、脘腹胀满、嗳腐吞酸、大便不调为特征。本病的发生多因喂养不当，乳食过度，或过食生冷肥甘、难以消化的食物，致使脾胃受损，运化失司，气机升降失常，而成积滞。

积滞与厌食、疳证等均有密切的关系。若伤于乳食，经久不愈，病情进展，可变成积；积久不消，迁延失治，影响小儿的生长发育，形体日渐消瘦，可转化成疳。三者名虽异而源则一，只是病情轻重深浅不同。

本病与西医学的婴幼儿单纯性消化不良相符。

一、毫针疗法

1. 足三里

（1）操作方法：取双侧足三里穴，常规消毒后，根据患儿年龄及体格胖瘦决定针刺深度，得气后，施以捻转提插手法，留针10~20分钟。每日1次，7次为1个疗程。

（2）注解：足三里为胃经的合穴、胃腑的下合穴，"合治内腑"，故用足三里可起到健运脾胃、益气养血、通调腑气、理气消积之功。

2. 腹结

（1）操作方法：取双侧腹结穴，常规消毒后，根据患儿的年龄及胖瘦决定针刺深度，得气后，施以捻转提插手法，留针10~20分钟。每日1次，7次为1个疗程。

（2）注解：腹结穴为脾经之穴，是腑气聚结之所，针刺本穴可疏调胃肠腑气，化积消食。

二、穴位贴敷疗法

神阙、涌泉

操作方法：用生栀子10g，研细末，加入面粉适量拌匀，用鸡蛋清适量调成糊状，做成3个药饼，分别敷贴于脐部和双侧涌泉穴，外用纱布覆盖，胶布固定。每日换药1次，3~5次为1个疗程。

三、艾灸疗法

脾俞、中脘、足三里

操作方法：用温和灸法，以患儿感到温热、舒适为度，每穴灸10~20分钟，每日1次，1周为1个疗程。

第七节 疳证

疳证是由于喂养不当或多种疾病影响，导致脾胃受损，气液耗伤的一种慢性病证，多见于5岁以下的婴幼儿。临床主要以形体消瘦、面黄发枯、精神萎靡、腹部膨隆、饮食异常为特征。本病的发生常与喂养不当、病后失调、禀赋不足、感染虫疾等因素有关。"疳"字含义有二：一为"疳者，甘也"，指病因，本病多因恣食肥甘所致；二为"疳者，干也"，指病证，泛指形体消瘦、肌肤干瘪的临床征象。

疳证又称"疳积"，是虚实并见的证候，所以有"积为疳之母，无积不成疳"之说，以及疳之为病，皆虚使然。故疳证不治，可传余脏，除脾胃外，他脏亦受影响。

疳证多见于西医学小儿严重营养不良、佝偻病、肠道寄生虫等疾病。

一、毫针疗法

中脘

（1）操作方法：患儿取俯卧位，常规消毒后，根据年龄及胖瘦决定针刺深度，得气后，施以较强的平补平泻捻转手法。对婴幼儿速刺，施以刺激后不留针，3岁以上患儿可以适当留针。每日1次。若与足三里合用会有更好的疗效，笔者在临床上常二穴合用。

（2）注解：中脘为胃之募、腑之会，具有健运脾胃、调理中焦、消食导滞、化积消疳之效。

二、挑刺疗法

四缝

（1）操作方法：穴位皮肤常规消毒后，用一次性刺血针头点刺1分深，挤出黄白色黏液或少量血液即可。每周为1~2次，轻症1次，重症2次。

（2）注解：四缝穴为经外奇穴，是治疗疳积的特效穴，是历代公认的经验效穴，经临床长期验证，功效确实，许多患儿仅经几次治疗即可痊愈。

三、艾灸疗法

脾俞、中脘、足三里

操作方法：用温和灸，以患者感到温热、舒适为度，每穴灸 5~15 分钟，每日 1 次，1 周为 1 个疗程。

四、穴位贴敷疗法

1.涌泉

操作方法：用白矾、陈醋各适量，调成糊状，敷于涌泉穴处固定，每日换药 1 次。

2.神阙

操作方法：用大黄、芒硝、栀子、杏仁、桃仁各 6g，共研细末，加面粉适量，用鸡蛋清、葱白汁、醋、白酒少许，调成膏状贴敷，24 小时后取下。

五、拔罐疗法

中脘、下脘、天枢、脾俞、胃俞、肝俞

操作方法：取用合适大小的罐体，根据患儿大小确定力度，每穴拔罐 3~5 分钟，每日 1 次，5~7 次为 1 个疗程。

第八节　小儿夜啼

夜啼是指婴儿入夜啼哭不安，时哭时止，或每夜定时啼哭，甚则通宵达旦，但白天如常的一种病证。俗称"夜啼郎""哭夜郎"。本病多见于新生儿及 6 个月以内的婴儿。中医学认为夜啼主要由脾寒、心热、伤食、惊吓所致。

本病在中医学古籍中记载甚早，早在《诸病源候论》和《颅囟经》中已有详细的描述。对此病的治疗，中医学积累了丰富的经验。

一、毫针疗法

1. 百会

（1）操作方法：穴位常规消毒后，用细毫针快速刺入 0.3~0.5 寸，得气后，轻轻捻转，即可出针，每日 1 次。

（2）注解：百会为督脉之穴，督脉入脑，又与诸阳经及肝经交会，所以有醒脑开窍、镇静安神之效。

2. 印堂

（1）操作方法：穴位常规消毒后，用细毫针快速刺入 0.3~0.5 寸，得气后，施以平补平泻的捻转手法，即可出针，每日 1 次。

（2）注解：印堂为督脉穴位，其治疗原理与百会相同，二穴在临床上可相互配用，其效更佳。

二、刺血疗法

1. 胆穴

（1）操作方法：穴位常规消毒后，用一次性刺血针头迅速点刺出血，每穴出血 2~3 滴即可。

（2）注解：本穴为董氏奇穴，位于中指背第 1 节两侧之中点，有两穴，专用于小儿夜啼，对小儿夜啼有显著的疗效。

2. 中冲

（1）操作方法：先按揉患儿中指端，使其充血，予皮肤常规消毒后，医者左手用力捏紧患儿中指尖，用一次性刺血针头迅速点刺出血，使其出血几滴即可，若不愈隔日再治疗 1 次。

（2）注解：中冲为心包经之井穴，井穴有泄热的作用，在中冲点刺放血，可清热泻火、宁心安神。

三、艾灸疗法

隐白

操作方法：取双侧隐白穴，用细艾条施以温和灸，以手感温热、舒适为度，每次灸 3~5 分钟即可，每日 1 次。

四、穴位贴敷疗法

内关

操作方法：用生山栀 20g，将药碾成细末，分为 2 包，两侧穴位每次各用 10g，加水和面粉调成糊状，敷于穴位上，用胶布固定，每天 1 次。

第九节 小儿惊风

惊风俗称"抽风"，是以小儿四肢抽搐、口噤不开、角弓反张，甚则神志不清为特征的一种病证。临床中以 1~3 岁的小儿为多见，年龄越小，发病率越高。本病发病突然，来势凶险，变化迅速，为古代中医儿科"四大要证"之一，是儿科危急重症之一。

根据其临床表现分为急惊风与慢惊风两类。急惊风多因外感时邪、痰热内蕴、暴受惊恐引起。慢惊风则多由先天禀赋不足或久病正虚所致。

西医学称为"惊厥"，可见于高热、脑膜炎、脑炎、原发性癫痫等疾病。

一、毫针疗法

水沟

（1）操作方法：穴位局部常规消毒后，迅速取穴，针刺 0.3~0.5 寸，用雀啄泻法，反复操作，以患儿抽风停止、神苏为度。

（2）注解：水沟为督脉之穴，是与任脉之交会处，有续接任督二脉气血，调节人体阴阳平衡之功。督脉总督诸阳，督脉为病则"脊强反折"，故取水沟息风、通络、止痉，迅速平息诸症。本穴临床取穴方便，便于及时施术，疗效肯定，笔者在临床上经常运用此穴施治，用本穴治疗多例高热惊厥患儿。如所治笔者邻居一名患儿，女，2 岁，因感冒未及时处理，发热达 39℃以上，突然出现抽搐、神志昏迷、两眼直视、牙关紧闭，笔者急速赶至，即在本穴处依上法处理，针后抽搐即停止，神志恢复。

二、刺血疗法

1. 中冲

操作方法：穴位常规消毒后，医者先用力充分按揉患儿中指尖，使其充血，再用左手捏紧穴位处，用一次性刺血针头点刺出血数滴即可。

2. 十宣或十二井

操作方法：可取用十宣或十二井，一般取用 2~3 穴，常规消毒后，充分按揉指尖，再用一次性刺血针头迅速点刺出血几滴即可。

3. 大椎

操作方法：穴位常规消毒后，用一次性刺血针头迅速点刺 1~2 下，可用手挤捏或借助拔罐使其出血即可。

三、灯火灸疗法

印堂、承浆

操作方法：用灯心草一段，蘸植物油少许，穴位常规消毒后，点燃后迅速对准穴位，用手迅速按上，火灭即可。

四、穴位贴敷疗法

囟门

操作方法：将鲜地龙捣烂为泥，加适量的蜂蜜摊于纱布上，盖于囟门处以解痉定惊。

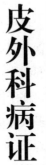

第六章 皮外科病证

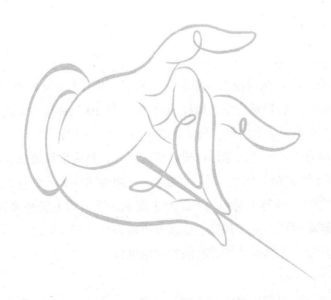

第一节 瘾疹

瘾疹俗称"风疹块""风团疙瘩"，是以皮肤出现风团，伴有瘙痒的一种过敏性疾病。中医学认为，本病的发生由先天禀赋不耐，表卫不固，腠理开泄，风寒、风热之邪乘虚侵袭，遏于肌肤，营卫失调所致；或因饮食不节，胃肠积热，复感风邪，郁于肌表而发为疹块。

本病发病多突然而迅速，发病快，消散也快，犹如风一样来去匆匆，故称为风疹。表现为某一部位或全身突然瘙痒，随之出现皮疹，可呈白色、淡黄色或红色，周围绕有红晕，疹块大小不定，形状多样且不规则，易互相融合成大片。一般皮疹遍及全身后就会完全消失，消后不留任何痕迹，但会迅速出现新的皮疹，反复发作，时消时起。

本病相当于西医学的急、慢性荨麻疹。

一、毫针疗法

1. 曲池

（1）操作方法：取双侧曲池穴，予常规消毒后，用 1.5 寸毫针直刺 1.2 寸左右，得气后，施以捻转提插泻法，留针 30 分钟，每 10 分钟行针 1 次。每日 1 次，急性患者 3~5 次为 1 个疗程，慢性患者 10 次为 1 个疗程。

（2）注解：曲池穴是历代医家治疗皮肤病的要穴，具有散风清热止痒的作用。《马丹阳天星十二穴治杂病歌》谓："曲池……遍身风癣癞，针着即时瘥。"曲池为大肠经之合穴，肺与大肠相表里，肺主皮毛，手阳明大肠经多气多血，善调理气血。针刺曲池可以宣统肺气，加强解肌透表、调理气血之作用，故对荨麻疹有着显著疗效，尤其对急性荨麻疹的作用更佳。

2. 血海

（1）操作方法：取双侧血海穴，予常规消毒后，用 1.5 寸毫针直刺 1 寸左右，得气后，行快速捻转提插手法，留针 30 分钟，每 10 分钟行针 1 次，每日 1 次，7~10 次为 1 个疗程。

（2）注解：血海为足太阴脾经穴位，脾具有统血之功，血海为血之海，是治疗血证的要穴，根据"治风先治血，血行风自灭"的理论，针刺本穴可起到活血、行血的作用，使血行风自灭而达止痒的目的。本穴对急、慢性荨麻疹皆有很好的作用。

3. 三阴交

（1）操作方法：取双侧三阴交穴，常规消毒后，用1.5寸毫针，针刺1.2寸左右，得气后，施以平补平泻的捻转手法，留针30分钟，每10分钟行针1次。每日1次，10次为1个疗程。

（2）注解：三阴交归属于脾经，为足三阴经之交会穴，有养血活血、润燥止痒的作用，尤其对慢性荨麻疹有较好的疗效。

4. 后溪

（1）操作方法：取双侧后溪穴，常规消毒后，用1.5寸毫针直刺1寸左右，得气后，施以快速的捻转泻法，留针30分钟，每10分钟行针1次。尤其适用于急性荨麻疹患者。

（2）注解：后溪为手太阳之输穴，在五行中属木，木应肝，肝主风。又为八脉交会穴之一，通于督脉，督脉为阳脉之海，有统领全身阳气、统率诸阳经的作用。太阳主一身之表，针刺后溪穴能息风潜阳、祛风散邪、活血通络、通达阳气，从而达到止痒之功。

二、拔罐疗法

神阙

（1）操作方法：患者取仰卧位，用火罐法，先闪罐3下，再留罐3~5分钟，再拔第2罐，连续拔3罐为1次。每日1次，3次为1个疗程。

（2）注解：这一疗法对荨麻疹的治疗有很好的作用，尤其对慢性荨麻疹效更佳，当拔罐局部出现充血明显的情况则效果愈佳。神阙穴拔火罐能补任脉之虚，并有行气活血、驱风祛邪、补益扶正的作用，可以增强身体免疫功能，正气足则邪不可干，虚风自消。笔者在临床以本法治疗多例荨麻疹患者，取效十分理想，其中不乏一些久年不愈的患者，均取得了显著疗效。如曾治疗的一位患者，女性，42岁，慢性荨麻疹病史长达10余年，曾经中西医多方治疗，一直未愈，反复发作，尤以睡前与晨起发作最为明显，当服用调料品、海鲜、辛辣等刺激性食品时即诱发，最近发作频繁。以此法治疗3次后发作缓解，共治疗9次病情痊愈，随访1年余未见发作。

三、刺血疗法

1. 膈俞

（1）操作方法：患者取俯卧位，准确定穴，常规消毒后，用一次性刺血针头点刺 2~3 下，然后加拔罐 10 分钟，使之出血 3~5ml。每周 2 次。

（2）注解：膈俞为八会穴之血会，统治一切血证，有活血化瘀、调理脾胃的功效。根据"治风先治血，血行风自灭"的理论，在此处刺血治疗荨麻疹有确实的功效。

2. 耳尖及耳背瘀络

（1）操作方法：取双侧穴位，针刺前先充分按揉耳尖，使耳尖充血，然后予常规消毒，用左手捏紧耳尖，右手用一次性刺血针头迅速点刺出血，使其出血十几滴即可。再在耳背找明显的瘀络，常规消毒后，点刺出血，使瘀络血出即可。每周 1 次。

（2）注解：耳是手足少阳、太阳之交会，少阳主风，太阳主表，因此在耳尖及耳背点刺放血能泻其血热，有疏风解表的作用。耳尖及耳背刺血可治疗多种皮肤病，是治疗皮肤病的特效穴。

3. 肺俞

（1）操作方法：患者取俯卧位，取双侧穴位，常规消毒后，用一次性刺血针头点刺出血，然后加拔罐 10 分钟，使其出血 3~5ml，每周 1 次。

（2）注解：肺俞为肺的背俞穴，肺主皮毛，因此在肺俞刺血，可以起到疏风解表、调和肺卫的作用。

四、耳针疗法

肺、神门、风溪、肾上腺

操作方法：常规消毒后，用毫针浅刺，予中强度刺激，留针 30 分钟，每 10 分钟捻转 1 次。或用埋针法、王不留行子贴压法。

五、皮肤针疗法

风池、血海、曲池、风市、夹脊（第 2~5 胸椎、第 1~4 骶椎）

操作方法：穴位皮肤常规消毒后，用一次性梅花针重叩至皮肤隐隐出血为止。隔日 1 次，10 次为 1 个疗程。

六、埋线疗法

曲池、血海、三阴交、膈俞、肺俞

操作方法：穴位常规消毒后，用现代一次性埋线工具常规埋线，每 12~15 天埋线 1 次。埋线疗法对本病有较好的疗效，尤其是慢性患者。

第二节　痤疮

痤疮是青春期男女常见的一种毛囊及皮脂腺的慢性炎症，好发于颜面、胸背等处，又称为"肺风粉刺""粉刺""青春痘"。中医学认为，本病的发生多因肺胃郁热，上蒸颜面，或因风热外侵，或因饮食偏嗜，过食辛辣肥甘，肺胃湿热，蕴久成毒，热毒上攻，溢于肌表而发病。

针灸对本病的治疗效果较好，既能迅速见效，也能有效根治。

一、毫针疗法

1. 合谷

（1）操作方法：取双侧合谷穴，常规消毒后，用 1.5 寸毫针直刺 1.2 寸左右，得气后，施以捻转泻法，留针 20~30 分钟，每日 1 次。5 次为 1 个疗程。

（2）注解：合谷为手阳明大肠经原穴，手阳明大肠经上循于面，且手阳明大肠经与手太阴肺经相表里，肺主皮毛，合谷为大肠经原穴，气血充盛，取合谷治疗面部痤疮有较好的作用，所以有"面口合谷收"之说。若与曲池合用会有更好的疗效，二穴合用为本经原合配穴运用，古代医家认为"头面若有疾，曲池合谷为之主"，概而言之，曲池、合谷独用皆有很好的治疗作用，合用则作用更佳。

2. 迎香

（1）操作方法：取双侧迎香穴，常规消毒后，用 1 寸毫针向上斜刺 0.5 寸左右，得气后，施以捻转泻法，留针 20 分钟，每日 1 次。

（2）注解：迎香穴为手阳明大肠经经穴，并与足阳明经交会，手足阳明经广泛循行于面部，二经均为多气多血之经，气血最为充盛，且迎香处于面部中央，针刺本穴既可以疏调面部之气血，又能通调手足阳明之气血，从而改善面部气血的循行，使肌肤疏泄功能得以调畅。

二、刺血疗法

1. 大椎

（1）操作方法：先于大椎穴拔罐 5 分钟，使其充血，然后常规消毒，用一次性刺血针头点刺 2~3 下，再拔罐 10~15 分钟，使其出血 3~5ml，取罐后予皮肤消毒。隔日 1 次，5 次为 1 个疗程。

（2）注解：大椎为督脉之穴，并与手足阳经交会。督脉总督一身之阳，点刺大椎穴，可透达诸阳经郁热，具有清热泻火、通经化瘀的功效。

2. 耳尖及耳背瘀络

（1）操作方法：取双侧穴位，针刺前先充分按揉耳尖，使其充血，再常规消毒耳尖皮肤，用一次性刺血针头分别点刺耳尖及耳背的瘀络，使其出血。每周 2 次。

（2）注解：在耳尖及耳背瘀络刺血对痤疮有很好的疗效，耳尖性善清散，点刺出血，可起到清热凉血、活血散结的作用。

三、挑刺疗法

于第 1~12 胸椎旁开 0.5~3 寸范围内找阳性反应点

操作方法：阳性反应点呈红色或棕褐色如米粒大小较硬的疹点。常规消毒后，用一次性刺血针头挑断皮下部分纤维组织，每周 1~2 次。

四、皮肤针疗法

大椎、肺俞、膈俞

操作方法：穴位常规消毒，用一次性梅花针叩刺，中等刺激，以局部潮红微微渗血为度，每周 2 次。

五、火针疗法

痤疮中心、膈俞、肺俞、大椎

操作方法：上述部位常规消毒后，用细火针常规点刺。面部皮损较大的可点刺 2~3 下，囊肿者点刺后用干棉球轻轻挤出囊内物，然后常规消毒。每周

1~2 次。注意 48 小时内勿见水。

六、耳针疗法

内分泌、交感、皮质下、肺、面颊

操作方法：穴位局部常规消毒后，用毫针中强度刺激，留针 15~20 分钟，留针期间行针 3 次。或用王不留行子贴压法。

第三节　湿疹

湿疹是皮肤病中常见且又较难治的疾病，其特点为皮损呈对称分布、多形损害，瘙痒剧烈，有渗出倾向，常反复发作。属于中医学"湿疮"范畴，本病的发生由内外因素合而为患，内因主要是先天禀赋不足，即过敏体质；外因为风湿热邪侵袭肌肤，郁于腠理而发，也即致敏因素。主要取决于内因。中医临床根据患病部位不同又有不同名称，发于头面部者称面游风；发于耳后者称旋耳疮；发于四肢、肘膝关节等屈曲部位者称四弯风；发于阴囊部位者称肾囊风；发于脐部者称为脐疮；婴幼儿发生在面部者称为奶癣。

针灸治疗本病有较好的疗效，因本病易反复发作，所以需要长期坚持治疗。

一、毫针疗法

1. 血海

（1）操作方法：取双侧血海穴，常规消毒后，用 2 寸毫针呈 60° 角向上斜刺进针 1.5 寸左右，得气后，施以捻转泻法，留针 30 分钟，每 10 分钟行针 1 次。每日 1 次，10 次为 1 个疗程。

（2）注解：血海有活血、养血、行血之效，并有疏风、祛湿之功。中医学理论认为"治风先治血，血行风自灭"，针刺血海具有活血行血祛风之功，因此对湿疹有较好的疗效。

2. 曲池

（1）操作方法：取双侧曲池穴，常规消毒后，用 2 寸毫针直刺 1.5 寸，得气后，施以捻转泻法，留针 30 分钟，每 10 分钟行针 1 次。每日 1 次，10 次为 1 个疗程。

（2）注解：曲池为手阳明经脉气所入之合穴，有走表入里、引邪外出的特性，泻之可祛邪透表，宣散周身之风邪，故对皮肤瘙痒具有特效，是历代治疗皮肤病之要穴。如《马丹阳天星十二穴治杂病歌》所言："曲池……遍身风癣癫，针着即时瘥。"《太平圣惠方》记载："曲池……主大小人遍身风疹，皮肤疥疮。"

二、艾灸疗法

曲池、血海、三阴交、足三里、膈俞

操作方法：每次选用 2~3 穴，采用温和灸，以患者感到温热、舒适为度，每穴灸 20 分钟，每日 1 次，10 次为 1 个疗程。

三、刺血疗法

尺泽、委中

操作方法：选取穴位处的瘀络点刺，先于穴位处常规消毒，再用一次性刺血针头将瘀络点刺，使之自然出血。每周 2 次，一般 6 次为 1 个疗程。

四、皮肤针疗法

1. 阿是穴（湿疹局部）

操作方法：本法适用于局限性湿疹，先于局部常规消毒，用一次性梅花针轻轻叩刺，由里向外或由外向里逐渐叩刺，直到叩刺至患处皮肤发红为止。每 3 天叩刺一次。

2. 背部夹脊穴、膀胱经第一侧线（大杼之白环俞）

操作方法：先常规消毒，用一次性梅花针自上而下轻轻叩刺，以局部潮红为度，隔日 1 次。

五、耳针疗法

神门、肾上腺、皮质下、肝

操作方法：先常规消毒穴位皮肤，再用毫针刺法，快速捻转，留针 1~2 小时，留针期间行针 3 次，每日 1 次。或用王不留行子贴压法。

六、火针疗法

阿是穴（湿疹局部）

操作方法：先于患部常规消毒，用常规火针操作法。先于湿疹周围予密刺法，而后点刺其中的丘疹、水疱，以疱破液出为度。隔日治疗1次，5次为1个疗程。

第四节 蛇串疮

蛇串疮是以皮肤上突然出现成簇水疱，呈带状分布，并伴有烧灼样痛感为主要症状的一种皮肤病。因疱疹犹如串珠，呈带状，状如蛇形，所以名为蛇串疮、蛇丹；又多缠腰而发，故又称为缠腰火丹、围腰蛇疮。本病多发于成年人，好发于春秋季节。中医学认为，本病的发生多由情志内伤，肝气郁结，久而化火或脾失健运，蕴湿化热，湿热搏结，复感邪毒，浸淫肌肤脉络而发为疱疹。

本病相当于西医学的带状疱疹，是由水痘－带状疱疹病毒经呼吸道进入人体引起的一种以簇集状丘疱疹、局部刺痛为特征的急性疱疹性皮肤病。

针灸治疗本病疗效肯定，既能较快改善症状，又能有效缩短病程，还能防止后遗疼痛的发生，是目前治疗本病的有效方法。

一、毫针疗法

1. 支沟

（1）操作方法：取双侧支沟穴，常规消毒后，用1.5寸毫针直刺1.2寸左右，得气后，施以捻转泻法，留针20~30分钟，每5分钟行针1次。每日1次，5次为1个疗程。

（2）注解：支沟为三焦经经穴，三焦有通行诸气、运行水液的作用，支沟穴最善调理诸气，是治疗各种气机不调所致诸疾之要穴。针刺支沟穴可调少阳之气血，泻少阳之郁热。

2. 丘墟

（1）操作方法：取双侧丘墟穴，常规消毒后，用1.5寸毫针向照海穴方向透刺 1.2 寸左右，得气后，施以捻转泻法，留针 30 分钟，每 10 分钟行针 1 次。每日 1 次，5~7 次为 1 个疗程。

（2）注解：丘墟为胆经原穴，针刺本穴可清泻胆火、疏肝利胆、活络止痛，向照海穴方向透刺，有滋水涵木之效，进一步加强了疗效。

3.龙眼

（1）操作方法：取双侧龙眼穴，常规消毒，用 0.5 寸毫针直刺 0.3 寸左右，得气后，施以较强的捻转手法，留针 20 分钟，留针期间行针 2 次，出针后不按压针孔，以出血自行停止为度，每日 1 次，至痊愈为止。

（2）注解：龙眼穴为经外奇穴，专用于治疗本病，是治疗带状疱疹的特效穴。针之能清热利湿、活血化瘀、通经止痛，可立见其效。

二、皮肤针叩刺拔罐法

阿是穴（疱疹部位）

（1）操作方法：先将疱疹及其周围皮肤常规消毒，用一次性皮肤针于疱疹上及其周围叩刺（用一次性刺血针头点刺疱疹亦可），将疱疹叩破流出疱液，再于疱疹上拔火罐 5~10 分钟，拔出疱液及血液 3~5ml。用酒精棉球清洁局部，若不愈隔日再治疗 1 次。

（2）注解：阿是穴点刺拔罐法是治疗带状疱疹既简单又实效之法，若进行及时正确的治疗，可缩短疱疹病程。

三、艾灸疗法

阿是穴（疱疹周围）

（1）操作方法：采用回旋灸，从疱疹周围向中心逐渐反复施灸，灸至局部皮肤泛红为度，一般需要 20~30 分钟，每日 1 次，至疱疹结痂为止。

（2）注解：采用艾灸疗法是以热引热，外透毒邪，以促进局部血液循环，增强机体免疫功能。

四、薄棉灸法

阿是穴（疱疹部位）

（1）操作方法：首先充分暴露患病部位，取一层医用脱脂棉（越薄越好，但中间不得有洞眼和空隙）。脱脂棉的面积与疱疹大小相同，将其置于疱疹上，完全覆盖疱疹，从一边点燃，即可迅速燃完，一般只有轻微的烧灼痛，不需要任何处理。疱疹多数于第2日变暗或消失，疼痛也明显缓解，这表明已经达到治疗目的。若还有新鲜疱疹，再按原法施灸1次，一般3次之内即可痊愈。

（2）注解：本法适宜于疱疹早期尚未破溃的情况。这一疗法不仅简便，而且疗效显著，是早期带状疱疹治疗的特效方法。通过笔者长期临床运用来看，疗效确实，容易操作，并且不留后遗症，值得推广运用。笔者用本法治疗的16例患者均能达到预期治疗效果。如曾治疗的一名患者，女性，65岁，腰部带状疱疹3天，曾口服药物及外涂药膏治疗，未效，其疱疹面积长达15cm左右，疼痛剧烈。来诊后即按本法处理，共治疗3次而愈，未留后遗疼痛。

五、火针疗法

阿是穴（疱疹及其疼痛点）

（1）操作方法：将疱疹及其周围疼痛点皮肤常规消毒后，用细火针在疱疹周围（根据疱疹面积的大小决定针刺多少，一般采用密刺法）点刺数针，点刺深度在0.1~0.2寸以内，再用中粗火针点刺疱疹，深度以刚深入疱内为佳，点刺后用消毒棉签轻轻挤尽疱液。患者就诊的前3日每日1次，之后隔日1次，至痊愈为止。

（2）注解：用火针治疗带状疱疹具有较好的效果，火针是借助火力强开其门，使壅结的火毒直接外泄；同时又可以温通经脉，助血气运行，血气行则达到了"通则不痛"的效果。一般火针治疗1天后，疱疹就会停止发展，大部分疱疹结痂，疼痛减轻。通过笔者长期临床观察看，用火针治疗带状疱疹后遗症也有较好的作用，可在疼痛区域及其周围采用密刺浅刺法治疗。

第五节　斑秃

中医学称斑秃为"油风"，是一种突然发生的头部局限性脱发，严重者可于多处出现，融合成片，造成头发全部脱落，甚至会累及眉毛、胡须、腋毛、阴毛等。患者一般无自觉症状，多在无意中发现头发悄然脱落，所以在民间又称为"鬼剃头"。中医学认为"发为血之余"，由于肝肾不足或脾胃虚弱，营血不能荣养皮毛，以致毛孔开张，风邪乘虚袭入，风盛血燥；或肝气郁结，气机不畅，以致气滞血瘀，发失所养而成。

本病在任何年龄均可发生，但以青壮年为多发，目前西医对本病的发病机制尚不明确。笔者通过长期的临床观察发现，患者在发病之前多有明确的精神紧张、情绪抑郁、过度疲劳或睡眠不足等诱因，因此让患者合理的调适生活因素是治疗及预防本病复发的关键。

一、毫针疗法

1. 生发

（1）操作方法：取双侧生发穴，常规消毒后，用1寸毫针直刺0.8寸左右，得气后，施以较强的捻转手法，留针30分钟。每日1次，10次为1个疗程。

（2）注解：生发穴为经外奇穴，位于风池与风府连线的中点处，专用于生发，对生发具有较佳的疗效，所以名为"生发"，是临床治疗脱发的特效穴。

2. 百会

（1）操作方法：穴位皮肤常规消毒，用2寸毫针向前平刺1.5寸左右，得气后，施以持续快速的捻转手法2分钟，留针30分钟，每10分钟行针1次，每次行针与前法操作相同。每日1次，10次为1个疗程。

（2）注解：头为诸阳之会，百会为足太阳经与督脉之交会穴，且位于头部发区，针刺百会既可以疏调头部气血，又能起到镇静安神、祛风活血的作用，所以对脱发有着显著的疗效。

二、梅花针叩刺配鲜姜涂擦法

阿是穴（脱发区）

（1）操作方法：将脱发处皮肤常规消毒后，用一次性梅花针对准患部进行中等程度的叩刺，叩刺至局部皮肤发红但不出血为度，然后用新鲜老姜切片涂擦患处，涂擦至患者患处有火辣辣的感觉，局部皮肤明显泛红。梅花针叩刺隔天一次，鲜姜片涂擦每日2~3次。

（2）注解：生姜涂擦法来源于民间，配合梅花针叩刺更具显效。本法具备简、便、廉、验的特点，笔者通过长期的临床观察发现，本法简单可行且有效。笔者在临床治疗本病多以本法配合阿是穴艾灸，获效显著，所治患者均痊愈。

三、艾灸疗法

阿是穴（脱发区）

操作方法：采用回旋灸，以患者感到温热、舒适为度，灸至局部灼热红润，一般需灸 20~30 分钟，每日 1 次，7 次为 1 个疗程。

四、耳针疗法

肺、神门、肾上腺、皮质下

操作方法：上述穴位常规消毒后，行毫针刺法，予中强度刺激，留针 60 分钟，中间行针数次。或用埋针法、王不留行子贴压法。

第六节　皮肤瘙痒症

皮肤瘙痒症是一种自觉瘙痒但无原发性损害的皮肤病，主要表现为全身或局部皮肤瘙痒，由于不断搔抓，常有抓痕、血痂、色素沉着及苔藓样变等继发性皮肤损害。属于中医学"风瘙痒""痒风"范畴。中医学认为其多因禀赋不耐，血热内蕴，外感之邪侵袭，血热生风；或久病体虚，风邪侵袭，血虚生风；或饮食不节，损伤脾胃，湿热内生，化热生风，内不得疏泄，外不得透达，遏于肌表，发为瘙痒症。

临床上可分为局限性瘙痒和全身性瘙痒，主要见于成年人，尤其多见于老年人及患有某些系统性疾病的患者。

目前，西医学对本病的发病机制尚不明确，因此其治疗只能对症解决，尚无有效的方法，针灸治疗本病有较好的效果。

一、毫针疗法

1. 风市

（1）操作方法：取双侧风市穴，常规消毒后，用 1.5 寸毫针直刺 1.2 寸左右，得气后，施以较强的泻法，留针 20~30 分钟，留针期间行针 3 次。每日 1 次，10 次为 1 个疗程。

（2）注解：中医学认为本病的发生与风有着重要的关系，多由于平素血热，外受风邪，而致血热生风；或风燥日久，伤阴伤血，而致阴虚血燥，肌肤失养，发为皮肤瘙痒。风市穴属少阳经脉，少阳主风，风市者，风之市，治风之力尤强，故对风疹瘙痒极效。笔者通过临床观察认为，本穴止痒的效果非常明显。

2. 血海

（1）操作方法：取双侧血海穴，常规消毒后，用1.5寸毫针直刺1.3寸左右，得气后，施以平补平泻的捻转手法，留针30分钟，每10分钟行针1次。每日1次，10次为1个疗程。

（2）注解：血海穴属脾经，脾为统血之脏，血海者，血之海，有养血、活血、行血之效，针刺血海穴可养血活血、祛风润燥，符合中医学"治风先治血，血行风自灭"的理论。

二、刺血疗法

1. 耳尖及耳背瘀络

操作方法：取双侧穴位，针刺前先充分按揉耳尖，使其充血，予常规消毒后，左手再用力捏紧耳尖，右手用一次性刺血针头点刺出血，出血十几滴即可。继之消毒耳背瘀络，予点刺出血，完成后再予常规消毒。每周2次。

2. 膈俞、肺俞、委中、尺泽

操作方法：以上诸穴常规消毒，用一次性刺血针头分别点刺2~3下，然后再分别加拔火罐10分钟，使各穴出血2ml左右。隔日1次，5次为1个疗程。

三、皮肤针疗法

阿是穴（局部瘙痒处）

（1）操作方法：瘙痒处常规消毒，用一次性梅花针轻轻叩刺，以扣至微微渗血为度，然后加拔火罐10分钟，隔日1次，7次为1个疗程。

（2）注解：本疗法适宜于局限性瘙痒症患者。

四、耳针疗法

肺、交感、神门、肾上腺

操作方法：上述穴位常规消毒后，用毫针常规刺法，予中强度刺激，留针

30 分钟，留针期间行针 2~3 次，每日 1 次，或用王不留行子贴压法。

五、艾灸疗法

阿是穴（瘙痒局部）、足三里、膈俞、血海

操作方法：采用回旋灸法，灸至阿是穴不痒为止，其余三穴灸 20 分钟，10 次为 1 个疗程。

第七节　丹毒

丹毒是患部皮肤突然出现灼热疼痛，色如涂丹，且游走极快的一种急性感染性皮肤病。本病的特点就是突然起病，迅速发展，且发于某一部位。中医根据所发部位而定有不同的名称，发于下肢的称为"流火"；生于头面的称为"抱头火丹"；新生儿多生于臀部，称为"赤游丹"。中医学认为，本病属火毒为病，其发生常与素体血分有热、皮肤黏膜破损、火毒入侵等有关。

本病相当于西医学的急性网状淋巴管炎，西医学认为本病的发生为乙型溶血性链球菌感染所致。

一、毫针疗法

1. 曲池

（1）操作方法：取双侧曲池穴，常规消毒后，用 1.5 寸毫针直刺 1.2 寸左右，得气后，施以较强的捻转提插泻法，留针 30 分钟，每 10 分钟行针 1 次。

（2）注解：阳盛则热，热甚为火，火极为毒，泻火毒必当泻阳气。阳明经为多气多血之经，在三阳经中阳气最盛，故取阳明经穴位治之。曲池为手阳明经合穴，"合主逆气而泄"，取用曲池有清泻阳明热毒之功。若与合谷穴配用，则加强了清热解毒之效，作用更强。

2. 血海

（1）操作方法：取双侧血海穴，常规消毒后，用 1.5 寸毫针直刺 1.2 寸左右，得气后，施以较强的捻转泻法，留针 30 分钟，每 10 分钟行针 1 次。

（2）注解：血海穴属于脾经，为脾血归聚之海，通过在本穴行针刺泻法，能起到祛瘀生新、凉血理血的作用。

二、刺血疗法

1. 委中

（1）操作方法：取双侧委中穴，常规消毒后，用一次性刺血针头在穴位周围瘀络点刺出血，若出血不畅者，可加拔罐使其出血。一般每周治疗 2~3 次。

（2）注解：委中为足太阳膀胱经合穴，别名血郄，其性善清热解毒、活血化瘀、消肿止痛，治疗疖、痈、疔极效，早在《玉龙歌》中即言："委中毒血更出尽，愈见医科神圣功。"

2. 阿是穴（丹毒局部瘀络）

（1）操作方法：于患病处寻找瘀络，常规消毒后，用一次性刺血针头点刺出血，然后加拔火罐 5~10 分钟，隔日 1 次。

（2）注解：阿是穴点刺出血可直接清泻血分热毒，热毒出则丹毒自消，即"菀陈则除之"之意。《卫生易简方》卷十二载曰："治丹毒发作，恐其入腹，一时无药，急以针于红点处刺出恶血，使毒气于此而散。"

3. 大椎

（1）操作方法：取大椎穴，常规消毒后，用一次性刺血针头点刺 2~3 下，使之出血，然后加拔火罐 10 分钟，使之出血 3~5ml，隔日 1 次。

（2）注解：大椎为督脉与诸阳经之交会穴，丹毒为火毒之病，治疗当以泻火解毒为用，泻热当以督脉与阳经为主，因此大椎为必要的用穴，通过点刺放血泻其阳气而清火毒。

4. 四缝穴

（1）操作方法：取一侧四缝穴，常规消毒后，用一次性刺血针头点刺，挤出数滴血液即可。左右交替用穴，每日 1 次。

（2）注解：四缝穴为经外奇穴，为治疗疳积的特效穴。笔者通过临床应用发现，本穴对丹毒也有很好的治疗作用，是临床效验穴。

三、耳针疗法

肾上腺、神门、皮质下、枕

操作方法：上述穴位常规消毒，用毫针刺法，予中强度刺激，留针 20~30 分钟。或用王不留行子贴压。

第八节　疝气

　　疝气是以少腹、睾丸、阴囊等部位肿大、疼痛为特点的一种病证，又有"小肠气""偏坠"等称谓。小肠脂膜突入脐中，使脐部突起，称为"脐疝"；小肠脂膜突入阴囊，使小腹下部突起的称为"股疝""狐疝"等。相当于西医学的腹股沟斜疝。中医学认为，本病多因阴寒内盛、寒气凝结、劳累过度、年老体弱、小儿先天不足，或婴幼儿啼哭无常，用力努挣等致使小肠脂膜突入阴囊中而形成。

　　本病病位在少腹及前阴，前阴在任脉循行线上，足厥阴肝经过阴器、抵少腹，故本病与任脉、足厥阴肝经关系密切。

一、毫针疗法

1. 大敦

　　（1）操作方法：取患侧大敦穴，常规消毒后，用1寸毫针针刺0.2寸深，得气后，施以平补平泻捻转手法，留针40分钟，每10分钟行针1次。每日1次，7次为1个疗程。

　　（2）注解：大敦穴自古为治疗疝气的特效穴，如《灵光赋》云："大敦二穴主偏坠。"《杂病穴法歌》云："七疝大敦与太冲。"《胜玉歌》云："灸罢大敦除疝气。"《通玄指要赋》云："大敦去七疝之偏坠。"关于其治疗疝气的运用记载举不胜举，是历代医家的经验用穴。肝主筋，前阴为宗筋之所聚，而足厥阴肝经又环绕阴器，抵达小腹，所以疝气与肝经关系最为密切。本穴是肝经的井木穴，井穴善开窍祛寒，木经之木穴，疏肝理气作用极强，因此治疗本病针刺大敦极具特效。若针后配灸法，其效更著。

2. 归来

　　（1）操作方法：取患侧归来穴，常规消毒后，用1.5寸毫针稍向下斜刺1.2寸左右，得气后，施以捻转补法，使针感向会阴部放射，得气后，留针40分钟，每10分钟行针1次。

　　（2）注解：归来属于足阳明胃经，位于小腹两侧。足阳明胃经多气多血，针刺本穴，既可以通调阳明经之经气，还可以升提益气、活血化瘀，而使局部气血充盛，故能使脱出之物复归原位。本穴用于治疗疝气在古代医籍中已有记载，如《胜玉歌》言："小肠气痛归来治。"《针灸大成》谓其："主小腹奔豚，卵上入腹，引茎中痛，七疝，妇人血脏积冷。"也可以用温针灸，或针后加灸，可以明显提高疗效。

二、刺血疗法

1.内踝至三阴交的瘀络

操作方法：在内踝至三阴交部位寻找瘀络，局部皮肤常规消毒后，用一次性刺血针点刺出血，使瘀络之血尽可能出尽，每周 1 次。5 次为 1 个疗程。

2.疝气点

（1）操作方法：取健侧穴位，常规消毒，用一次性刺血针点刺出血，每隔 2 日刺血 1 次。10 次为 1 个疗程。

（2）注解：本穴为经外奇穴，是临床经验效穴，位于拇指末节关节处，背侧有 3 条横纹，当中纹与指背静脉交叉点处；若静脉不显，则令患者屈曲拇指，取棱角中点即可。

三、艾灸疗法

三角灸

（1）操作方法：采用直接灸，用小艾炷，每穴灸 5 壮，每日或 2~3 日施灸 1 次。同时可配合灸气海、归来，用温和灸。

（2）注解：三角灸为经外奇穴，在下腹部，以患者两口角之间的长度为一边，作等边三角形，将顶角置于患者脐心，底边呈水平线，两底角处取穴。

四、穴位贴敷疗法

神阙

操作方法：用吴茱萸、肉桂、丁香各 1g，研细末，用白酒调成膏状填脐内，外用胶布固定，2~3 日更换 1 次。适用于寒疝。

五、耳针疗法

外生殖器、神门、交感、小肠、肾、肝

操作方法：每次选用2~3穴，常规消毒，用毫针刺法，予中强度刺激，留针30分钟。或用王不留行贴压法。

第九节 痔疮

痔疮是因痔静脉曲张而引起的肛门疾患，是肛门部最常见的一种疾病，发病率甚高，在民间有"十人九痔"之说。其主要症状为肛门部胀痛或刺痛，异物感或下坠感，便后有肿块脱出肛门，大便带血或便后带血。根据痔的部位可将其分为三种：处于齿状线以下者为外痔；在齿状线以上者为内痔；在齿状线上下都有，且相通连者，为混合痔。

中医学认为，本病的发生是由于嗜食辛辣、饮酒过量、湿热下注，或久坐久立、过度负重、房劳过度、长期便秘以及妊娠等，致使气血失调，经络阻滞，瘀血浊气下注肛门所致。

一、毫针疗法

1. 承山

（1）操作方法：取双侧承山穴，常规消毒后，用2寸毫针稍向上斜刺1.5寸左右，得气后，施以较强的提插捻转泻法，使针感明显地向大腿、会阴部方向传导，留针30分钟，每10分钟行针1次，每次行针时使针感向上传导。每日1次，7次为1个疗程。

（2）注解：承山穴是治疗痔疾的要穴、效穴，古今医家善用之穴，诸多医家对此皆留下了丰富的经验。如《铜人腧穴针灸图经》卷五谓其治："脚气膝下肿，霍乱转筋，久痔肿痛。"《针方六集》卷五谓其治："风痹，痔漏，便血，脏毒。"《百症赋》云："刺长强与承山，善主肠风新下血。"更有《玉龙歌》所言"九般痔漏最伤人，必刺承山效如神"。承山穴为何治疗痔疾有如此特效呢？因承山穴为足太阳膀胱经之穴，足太阳经别入肛中，针刺承山穴能疏调肛门部气血，故治疗痔疾可获得佳效。

2. 二白

（1）操作方法：取双侧二白穴，常规消毒后，用 1.5 寸毫针直刺 1 寸左右，得气后，施以捻转泻法，留针 20 分钟，每 5 分钟行针 1 次。每日 1 次，7 次为 1 个疗程。

（2）注解：二白穴为经外奇穴，对痔疾有特效，是专用于痔疾的效验穴，可解决因痔疾所产生的各种症状，如疼痛、肛周瘙痒、便血等，正如《玉龙歌》中所言："痔漏之疾亦可憎，表里急重最难禁，或痛或痒或下血，二白穴在掌中寻。"

二、割治疗法

龈交穴反应点

（1）操作方法：先在患者龈交穴处找到相应反应点，常规消毒后，用消毒的手术剪或手术刀片将反应点割治，割治后注意消毒，用无菌干棉球按压片刻。

（2）注解：有许多痔疾患者会在龈交穴处出现一反应点，即犹如米粒或稍大的硬结。在急性期硬结发红，在缓解期颜色发白，若反复发作者，该硬结可较大或多个集结于一起。内痔反应点多近于牙龈根部，外痔的反应点多近于唇外侧，混合痔的反应点多在龈交正中。龈交穴反应点割治疗法，操作简单，疗效可靠，若能在此处找到反应点，就有确实的作用，在临床屡用屡效。如笔者所治疗的一患者，男性，35 岁，痔疮病史 4 年余，反复发作，以无痛性滴血为主症，此患者陪家人来治疗失眠时又出现了大便滴血的情况，经检查龈交穴近牙根部有明显的反应点，即以此法处理，第 2 日滴血即明显减少，仅有微量出血，2 日后痊愈，随访 1 年未见复发。

三、挑刺疗法

第 7 胸椎至腰骶椎旁开 1~1.5 寸范围内的反应点

（1）操作方法：在上述部位找到反应点，常规消毒后，每次选择 1~3 个反应点，用挑刺针或一次性刺血针头将反应点的纤维挑断，并挤出血液或黏液，每周 1 次，连续治疗 3~4 次。

（2）注解：部分痔疾患者会在这一部位出现反应点，呈紫红色或粉红色丘疹，大如米粒，较硬，压之不褪色，可有 1 个至数个不等，以腰骶部接近督脉的反应点疗效好。

四、刺血疗法

委中至承山瘀络

（1）操作方法：在委中穴至承山穴一段找到瘀络，常规消毒后，用一次性刺血针头点刺瘀络放血，至血色变为止。每周 1 次，一般 3 次即可。

（2）注解：许多痔疾患者会在该部位出现明显的瘀络，在此处刺络放血简单方便而实效。这一部位为足太阳膀胱经所行，足太阳膀胱经经别"下尻五寸，别入于肛"，故在此处用刺血治疗痔疾极具特效。笔者在临床用本法最多，曾治疗各种痔疾数例，见效迅速，无论内外痔均有佳效。如所治的一名患者，因坐骨神经痛就诊，并伴有严重的痔疮，疼痛较甚，且有滴血，在此处行点刺放血治疗，点刺后第 2 日疼痛明显缓解，滴血消失。第 3 日症状完全消失，因坐骨神经痛继续在此处刺血 2 次，之后痔疾未再复发。

五、耳针疗法

肛门、直肠、大肠、神门、脾、肾上腺

操作方法：每次选 2~3 穴，常规消毒后，用毫针刺法，予中等强度刺激，每次留针 20~30 分钟。或用王不留行子贴压法。

六、埋线疗法

承山、大肠俞、气海俞、关元俞

操作方法：上述穴位常规消毒后，用现代一次性埋线用具行埋线常规操作，每 15 天 1 次，至痊愈为止。

第七章

五官科病证

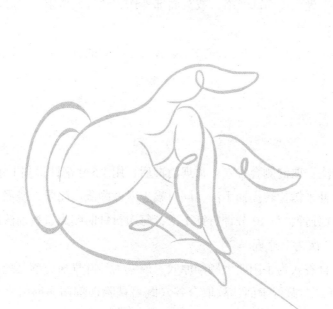

第一节　口眼歪斜

口眼歪斜又称为"口僻"，俗称为"吊线风"。主要表现为突然出现口眼歪斜，病侧眼睑不能闭合，露睛流泪，不能皱眉皱额，鼻唇沟歪斜变浅，鼓起患侧则口角漏气，不能吹口哨，流涎，咀嚼食物时常潴留于患侧牙齿之间。少部分患者在发病前有明显的以耳垂为中心的疼痛。

本病相当于西医学的周围性面神经麻痹，也即面瘫。西医学又将其分为贝尔面瘫和亨特面瘫两种，临床中以贝尔面瘫为多见，病因不明，亨特面瘫少见，西医学认为本病与病毒感染有关。

中医学认为，本病多因劳作过度，机体正气不足，脉络空虚，卫外不固，风寒或风热之邪乘虚入中面部经络，或头面部外伤，致气血痹阻，经脉功能失调，筋肉失于约束而致。

针灸治疗本病具有卓效，是目前治疗本病安全有效的首选方法，值得临床重视。

一、毫针疗法

1. 合谷

（1）操作方法：取健侧合谷穴，常规消毒后，用 1.5 寸毫针直刺 1 寸左右，得气后，施以平补平泻捻转提插手法，同时嘱患者做睁眼、闭眼、皱眉、鼓颊等动作，留针 30 分钟，每 10 分钟行针 1 次，每次行针时嘱患者按前法配合活动。每日 1 次，7 次为个疗程。

（2）注解：合谷穴为手阳明大肠经原穴，原穴为经脉气血充盛之处，且手阳明经多气多血，上循行于面，故取合谷穴既可祛除面部阳明筋络之邪气而祛风通络，又可调和面部阳明经筋之气血。若适当配合局部穴位则有更佳的疗效。

2. 足三里

（1）操作方法：取健侧足三里，常规消毒后，用 3 寸毫针微向上斜刺 2.5 寸，得气后，施以较强的捻转手法，同时嘱患者做睁眼、闭眼、皱眉、鼓颊等动作，留针60分钟，每15分钟行针1次，每次行针时嘱患者按前法活动。每日1次。

（2）注解：《灵枢·经筋》说："足之阳明……筋急则口自为僻。"足阳明胃经与面部关系最为密切，绕口一周，并绕行面部一周，足阳明胃经气血最为充盛，足三里为足阳明经合穴，因此针刺足三里能有效调理面部气血，濡润宗筋，使口僻而正。

3. 太冲

（1）操作方法：取双侧太冲穴，常规消毒后，用1寸毫针直刺0.8寸左右，得气后，施以捻转提插泻法，留针20分钟，每10分钟行针1次。每天1次。

（2）注解：太冲为肝经原穴、输穴，肝经"从目系下颊里，环唇内"，在口颊部循行一周。肝主筋，本病为经筋病，所以针刺太冲治疗面瘫具有特效，《百症赋》云："太冲泻唇喎以速愈。"

4. 翳风

（1）操作方法：取患侧翳风穴，常规消毒后，用1.5寸毫针向鼻尖方向进针1.2寸左右，得气后，施以捻转泻法，使局部有酸、麻、胀感，以扩散到面部为度。留针20分钟，留针期间行针3次，每日1次。

（2）注解：翳风为手少阳三焦经经穴，性善祛风，有较好的疏散头面风邪的作用，针刺翳风穴能疏风清热通络。《针灸大成》言：翳风穴主口眼喎斜。

二、刺血疗法

1. 患侧口腔内

操作方法：嘱患者张口，在患侧口腔内找瘀络或口腔内咬合处内唇的一条白线（有瘀络者刺瘀络，没有瘀络就刺内唇这条白线），予常规消毒，将其刺之，使其出血，可让患者用力吸一吸，然后用淡盐水漱口。每周1~2次。在此处点刺放血治疗本病具有极佳的疗效，无论对早期患者还是病程已久的患者均具有良好的疗效。笔者在临床以本法为主或者单独以本法治疗数例患者，取效满意，确为值得临床推广运用的简单实效之法。

2. 耳尖及耳背瘀络

操作方法：取患侧耳郭，先充分按揉耳尖、耳背，使其充血，予局部常规消毒，依次点刺耳尖及耳背的瘀络出血，耳尖出血十几滴即可，耳背瘀络则尽可能出尽。若不愈，隔2~3天再行下一次治疗。

三、火针疗法

太阳、鱼腰、下关、颧髎、颊车、地仓、翳风

操作方法：穴位常规消毒后，用细火针分别依次点刺，进针深度为1~2分。隔日1次，5次为1个疗程，若不愈者，休息10天，再行下一个疗程。

四、皮肤针疗法

阳白、颧髎、地仓、颊车

（1）操作方法：穴位常规消毒后，用一次性梅花针叩刺，轻度叩刺，扣至穴位局部潮红为度，每日1次，10次为1疗程。

（2）注解：本法适宜于恢复期患者的治疗。

五、穴位贴敷疗法

1.患侧太阳、颧髎、地仓、颊车

操作方法：将马钱子打成细末，用0.3~0.6g，撒于胶布上，然后贴于上述穴位处，5~7日换药1次；或取白附子，研细末，加少许冰片做成面饼，贴敷于穴位。每日1次。

2.患侧翳风、下关、颊车

操作方法：用天南星50g，马钱子100g，松香450g，蜂蜡135g，花生油150ml，制成膏药。敷灸时先稍加热烘软膏药，剪成2片，一片贴于翳风穴，另一片贴于下关穴至颊车穴区域，每隔3~5天更换1次。对急性期患者效果良好。

3.阿是穴（患侧中心点）

操作方法：取适量天南星研为细末，放瓶内密封备用。治疗时取药粉10g，加生姜汁适量调成膏状，摊于油纸或塑料纸中央，敷于患侧面部，用胶布固定。每3天换药1次。

第二节　面肌痉挛

面肌痉挛又称面肌抽搐，属于中医学"面风""眼睑眲动""筋惕肉眲"等范畴。主要表现为面部肌肉阵发性、不规则、无自主、无痛性抽搐，多发于一侧，两侧发病者极少见。多见于中老年人，女性多发。初起时，多在口角或和上下眼睑局部，逐渐发展至面颊部其他位置，甚至整个一侧面部。一般当精神紧张、过度疲劳及说话时加重，入睡时则完全停止发作。

目前，本病西医学病因尚不明确。中医学认为，本病的发生是外邪阻滞经脉，或邪郁化热，壅遏经脉，使气血运行不畅，筋脉拘急而抽搐；或因阴虚血少、筋脉失养，导致虚风内动而致面肌抽搐。

一、毫针疗法

1. 后溪透劳宫

（1）操作方法：取患侧后溪穴，常规消毒后，用 2 寸毫针向劳宫穴方向透刺 1.5 寸左右，得气后，施以较强的捻转提插手法，留针 30 分钟，每 10 分钟行针 1 次。每日 1 次，5 次为 1 个疗程。

（2）注解：后溪为手太阳小肠经输穴，手太阳小肠经广泛循行于面部，并与内外眼角相联系，其"上颊，至目锐眦，却入耳中……又别颊上䪼，抵鼻，至目内眦，斜络于颧"。后溪又为八脉交会穴之一，通于督脉，督脉有镇静作用，所以针刺后溪穴治疗面部痉挛具特效。当透向劳宫穴时，进一步加强了镇静安神的作用，故疗效极强。笔者通过长期临床运用验证，用本穴治疗面肌痉挛确有很好的实效性，笔者在临床常以本穴为主或者单独运用本穴治疗面肌痉挛患者，效速而明显。如 6 年前所治的一名患者，男性，60 岁，面肌痉挛 3 年余，曾用多种方法治疗均未愈，因女儿为笔者学生，特介绍来诊。即以上法取穴治疗，针刺后痉挛症状即明显缓解，患者大为惊奇，连连赞叹针灸之神奇。之后配用相关穴位治疗 9 次而愈，至今未见复发。

2. 颧髎

（1）操作方法：取患侧颧髎穴，常规消毒后，用 1.5 寸毫针直刺 1.2 寸左右，得气后，施以捻转泻法，留针 30 分钟，每 10 分钟行针 1 次。每日 1 次，10 次为 1 个疗程。

（2）注解：本穴是治疗面部疾病的要穴，在诸多医籍中皆有相关记载，如《针灸大成》中载曰："颧髎……主口㖞，面赤目黄，眼眴动不止。"《针灸资生经》云："颧髎治口㖞眼眴动。"本穴是临床治疗面肌痉挛的常用要穴，因其疗效卓著故有面肌痉挛穴之称。

二、火针疗法

痉挛局部阿是穴及相应的经穴

根据痉挛部位选用经穴，如眼睑跳动取太阳、鱼腰、承泣；口角跳动取地仓、承浆、下关、颊车；颈部肌肉抽搐取完骨、风池、肩井。

操作方法：穴位常规消毒，选用细火针迅速点刺 1~2 下，深度为 1~2 分，每 3 天治疗 1 次，5 次为 1 个疗程。

三、刺络拔罐法

太阳、颧髎、颊车

操作方法：上述穴位常规消毒后，用一次性刺血针头点刺，再行闪罐法，每周 2~3 次，7 次为 1 疗程。

四、耳针疗法

神门、眼、面颊

操作方法：上述穴位常规消毒后，用毫针刺法，予中强度刺激，留针 30 分钟。或用王不留行子贴压法。

五、皮内针疗法

阿是穴（面肌痉挛中心点）

操作方法：穴位常规消毒后，用揿针埋入，胶布固定。3~5 天后更换穴位，重新埋针。

第三节 牙痛

牙痛是临床上最常见的疼痛症状，大部分人一生中都曾有过不同程度和不同类型的牙痛，所以在民间有"牙痛不算病，疼起来不要命"的说法，这说明牙痛极为平常，但给人带来的痛苦并不小。中医学认为，牙痛的发生多与外感风火邪毒、过食膏粱厚味、体弱过劳等因素有关。

在民间有"牙痛方一大筐"之说，这说明治疗牙痛的方法很多，为何出现了牙痛方一大筐的情况呢？这是因为真正能有效的方法不多，才有了一大筐。针灸治疗牙痛极具特效，具有见效迅速、疗效高的特点。

一、毫针疗法

1. 合谷

（1）操作方法：取健侧合谷穴，常规消毒后，用1.5寸毫针直刺1寸左右，得气后，施以较强的捻转提插泻法，留针20分钟，每5分钟行针1次，每日1次。

（2）注解：合谷穴是针灸学家公认的治疗牙痛的要穴、效穴，具有可靠的疗效，对各种牙痛均有显著的疗效。合谷穴为手阳明大肠经经穴，手阳明大肠经入下齿中，与牙齿关系密切，《阴阳十一脉灸经》中即称手阳明大肠经为"齿脉"，也说明了大肠经脉与牙齿的密切关系，用之符合中医"经脉所行，主治所及"的理论。《四总穴歌》中的"面口合谷收"，则是古医家临床经验的集结，临床所用，效果确实。

2. 液门

（1）操作方法：取患侧或双侧液门穴，常规消毒后，用1寸毫针直刺0.5寸左右，得气后，施以较强的捻转泻法，留针20分钟，每5分钟行针1次，每日1次。

（2）注解：液门穴为三焦经之荥水穴，"荥主身热"，且本穴在五行中属水，因此具有较强的泻火之功，针刺之能清热泻火、消肿止痛，对各种牙痛皆有很好的治疗功效，具有取穴方便、痛苦小、作用广、疗效强的特点，是笔者在临床治疗牙痛的常用穴。如曾治疗一名女性患者，牙齿剧烈疼痛1天，曾口服止痛药与抗生素治疗，但疼痛未解，于第2日下午来诊。检查见左侧下第2、3磨牙疼痛，无龋齿，苔薄黄，脉浮数。诊断为风火牙痛。按上法针刺本穴，10分钟后疼痛即明显缓解，留针20分钟，疼痛完全消失，一次即愈，随访未见复发。

3. 翳风

（1）操作方法：取患侧翳风穴，常规消毒后，用1.5寸毫针向前下方直刺1寸左右，得气后，施以轻度捻转，当疼痛消失后，留针5分钟即可出针。

（2）注解：本穴治疗风火牙痛极具特效，具有针入痛止之效。本穴治疗牙痛为何能有如此好的疗效呢？因为翳风穴为三焦经经穴，针刺本穴能清泻三焦之火，并能祛风，且穴位位于近牙齿部位，针刺可直达病所，故有显著的疗效。

4. 内庭

（1）操作方法：取双侧内庭穴，常规消毒后，用1寸毫针向上斜刺0.8寸左右，得气后，施以较强的捻转泻法，留针20分钟，每5分钟行针1次，每日1次。

（2）注解：内庭为足阳明胃经荥穴，"荥主身热"，故本穴能清泻胃热。根据"虚则补其母，实则泻其子"的理论，胃热应泻子穴厉兑，但是根据子母补泻变通之法，即"泻井当泻荥"的原则，故改用内庭穴。针刺本穴治疗胃火而致的牙痛极具特效，尤其是上牙痛更具特效。

5. 太溪

（1）操作方法：取双侧太溪穴，常规消毒后，用1.5寸毫针直刺1寸左右，得气后，施以捻转补法，使局部有酸胀感，留针30分钟，每10分钟行针1次。

（2）注解：肾主骨，齿为骨之余，所以肾虚时会引起牙痛，这种情况为肾虚型牙痛，表现为多个牙齿疼痛，但疼痛不剧烈，隐隐而痛，当咀嚼食物后，或劳累后加重，常伴有牙齿松动、腰酸腰痛、口干咽燥等肾虚情况，以老年人为多。这种情况针刺太溪穴最有效。太溪为肾的原穴，具有滋阴补肾、降虚火的作用，肾阴复则虚火不致上扰，故对肾虚牙痛极具特效。如《通玄指要赋》言："牙齿痛，吕细（太溪）堪治。"

6. 偏历

（1）操作方法：取双侧偏历穴，常规消毒后，用1.5寸毫针向上斜刺1寸左右，得气后，施以较强的捻转泻法，留针30分钟，每10分钟行针1次。

（2）注解：偏历为手阳明大肠经络穴，手阳明经与牙齿关系密切，现存最早的经脉学专著《阴阳十一脉灸经》中称手阳明大肠经为"齿脉"，这说明本经脉与牙齿有密切关系，其直接入下齿中。《灵枢·经脉》记载："手阳明之别，名曰偏历……实则龋聋，虚则齿寒、痹膈，取之所别也。"因此用偏历穴治疗牙痛极具特效，尤其一般方法难以治疗的龋齿痛，止痛效果极佳。

二、刺血疗法

十宣

（1）操作方法：取患侧十宣，先充分按揉待针刺的手指末端，使其充血，予皮肤常规消毒后，医者用手捏紧患者手指，用一次性刺血针头迅速点刺出血，每个穴位出血3~5滴即可。

（2）注解：十宣为经外奇穴，点刺十宣出血，可泻诸经之邪热，从而使脏腑蕴积之邪热得以宣泄，以通经开窍，调和脏腑。

三、耳针疗法

上颌、下颌、神门、牙、胃、大肠

操作方法：每次选用3~5穴，常规消毒后用毫针浅刺，予强度刺激，留针30分钟，留针期间捻针3次。或用埋针法、王不留行子贴压法。

第四节　耳鸣耳聋

耳鸣、耳聋是五官科常见的疑难病症，属于听觉异常。耳鸣是患者自觉耳内作响，自己听到耳内或脑内发出声音，或如蝉声，或如潮涌，多是越安静，感觉鸣声越大；耳聋则是以听力的不同程度减退或失听为主症。二者在临床中常常相互并见，且在中医的病因病机方面大致相同，治疗方法相近，故常合并论述。

中医学认为，本病的发生可分为内因和外因两方面。内因多由恼怒、惊恐，肝胆风火上逆，以致少阳经气痹阻，或痰火壅结耳窍；或因肾精亏虚，脾胃虚弱，精气不能上濡于耳而成。外因则多由风邪侵袭，壅遏清窍而致。

西医学中，耳鸣、耳聋多见于耳科疾病、高血压、动脉硬化、脑血管疾病、贫血、红细胞增多症、糖尿病、感染性疾病、药物中毒及外伤性疾病。

一、毫针疗法

1. 风市

（1）操作方法：取患侧或双侧风市穴，常规消毒后，用 2 寸毫针直刺 1.5 寸深，得气后，施以较强的捻转提插手法，反复捻转提插 2~3 分钟，留针 30 分钟，每 10 分钟按照上法行针 1 次。每日 1 次，7 次为 1 个疗程。

（2）注解：风市为足少阳胆经的穴位，功善祛风，具有极强的通经活络作用。胆经与耳朵关系密切，其"从耳后入耳中，出耳前"，故针刺风市能通少阳之经气，清降胆经之风火上扰，以达聪耳开窍之效。本穴在治疗耳鸣、耳聋方面有特效，多数患者在针刺本穴时，会有一种明显的向耳内放射的针感，当这种针感出现后即会获得显著的疗效。如笔者曾治的一名患者，男性，37 岁，半月来突然出现左侧耳鸣及听力下降，耳鸣如蝉声，曾于当地县医院五官科检查，诊断为神经性耳鸣、耳聋，口服药物未见好转，故来诊。诊见舌两边红赤，苔薄黄，脉弦数，即按上法针刺患侧风市穴，针刺得气后，患者即感有一种麻电感向患侧耳内传导，症状即刻缓解，留针半小时后起针，耳鸣消失，听觉清晰，再巩固治疗 2 次，后随访未见复发。笔者通过长期的临床观察来看，本穴治疗耳鸣、耳聋确具实效，若加配耳前或耳后穴位，则疗效更佳。

2. 液门

（1）操作方法：取双侧液门穴，常规消毒后，用 1.5 寸毫针直刺 1.2 寸左右，得气后，施以捻转手法，留针 30 分钟，每 10 分钟行针 1 次，10 次为 1 个疗程。

（2）注解：液门穴为三焦经的荥水穴，三焦有通行诸气的功能，并与耳部联系最为密切，三焦经"系耳后，直上出耳上角，以屈下颊至𩑿""从耳后入耳中，出走耳前"，因此在现存最早的经脉学专著《阴阳十一脉灸经》中称本经为"耳脉"，由此可见三焦经与耳的密切性。液门穴为荥水穴，"荥主身热"，能够通泻三焦之火，五行中属水，在泻三焦火的同时还能滋补肾阴，故对虚实而致的耳鸣、耳聋均有较好的疗效。

3. 听宫

（2）注解：取患侧听宫穴，常规消毒后，嘱患者张口，用1.5寸毫针直刺1寸左右，得气后，行捻转手法使针感向耳内放射，留针30分钟，每10分钟行针1次。

（2）注解：听宫穴为手太阳小肠经经穴，并为手足少阳经之交会穴，此三条经脉是与耳部联系最密切的经脉，均入耳内，针刺听宫一穴可通调三经，其穴又在耳前，能直接疏耳内之气血，所以针刺听宫穴有通耳聪窍的功效，对各种耳疾均有特效。《灵枢·刺节真邪》载："夫发蒙者，耳无所闻，目无所见……刺此者，必于日中，刺其听宫，中其眸子，声闻于耳，此其输也。"《针灸大成》中言："耳聋如物填塞无闻，耳中嘈嘈侬侬蝉鸣。"说明用本穴治疗耳疾是古代医家的实践经验。

4. 听会

（1）操作方法：取患侧听会穴，常规消毒后，嘱患者张口取穴，用1.5寸毫针直刺1寸左右，得气后，施以平补平泻捻转手法，使针感传到耳内，留针30分钟，每10分钟行针1次。每日1次，10次为1个疗程。

（2）注解：听会穴居于耳前，为足少阳胆经经穴，具有通窍利耳、疏风清热的作用，故对耳疾具有显著的疗效。本穴是历代医家治疗耳疾之要穴，如《百症赋》云："耳聋气闭，全凭听会翳风。"又云："耳中蝉鸣有声，听会堪攻。"《玉龙歌》中也载："耳聋之症不闻声，痛痒蝉鸣不快情，红肿生疮须用泻，宜从听会用针行。"

二、头针疗法

双侧颞后线、颞前线

操作方法：准确定穴后予常规消毒，用毫针快速刺入头皮至一定深度，以中等强度快速捻转约1分钟，留针30分钟，留针期间行针3次。隔日1次。

三、耳针疗法

内耳、外耳、肝、胆、肾、皮质下、三焦

操作方法：每次选用3~5穴，常规消毒后用毫针浅刺，留针30~60分钟，间歇运针。或用王不留行子贴压。

四、火针疗法

听会、翳风、中渚、太冲、肾俞

操作方法：以上穴位常规消毒后，听会、翳风用细火针点刺，针刺 1~2 分深；中渚、太冲用细火针点刺，针刺 2~3 分深；肾俞用中粗火针点刺，每穴点刺 3 下，针刺 2~3 分深。隔日 1 次，7 次为 1 个疗程。

第五节　鼻鼽

鼻鼽相当于西医学的过敏性鼻炎，为临床常见病，本病发病率近年有明显上升趋势。多突然发作，以晨起或遇风寒诱发或加重，发作时出现剧烈鼻痒、频繁打喷嚏、流清涕和鼻塞，甚至出现眼痒及流眼泪。本病多与过敏体质或接触粉尘等致敏原有关，多呈季节性发作，亦可常年发病。

中医学认为，本病多由脏腑虚损，正气不足，尤以肺气虚弱，腠理疏松，卫表不固，风邪、寒邪或异气乘虚而入，犯及鼻窍所致。若迁延不愈，反复发作，必影响脾肾，若肾气虚衰，气不摄津则易反复发作。

西医治疗多因药物的不良反应难以坚持，或难以根治，疗效欠佳。针灸对本病有较好的疗效。

一、毫针疗法

1. 合谷

（1）操作方法：取双侧合谷穴，常规消毒后，用 1.5 寸毫针直刺 1 寸左右，得气后，反复捻转提插，使针感向上传导，留针 20 分钟，留针期间行针 3 次。每日 1 次，10 次为 1 个疗程。

（2）注解：合谷为手阳明大肠经原穴，原穴是气血充盛之处，手阳明大肠经上面部循经鼻旁，手阳明经多气多血，故针刺合谷穴可疏调手阳明之气血，使鼻部气血充盛，外邪不易入侵。又手阳明大肠经与手太阴肺经相表里，鼻为肺窍，肺气不足，则鼻窍失司，针刺合谷能调理肺气，使鼻窍通利。自古即有"面口合谷收"之用，用合谷穴治疗本病有显著疗效。若与鼻部的迎香穴同用，则疗效更佳。

2. 颧髎

（1）操作方法：取双侧颧髎穴，常规消毒后，用 3 寸毫针，自颧骨弓下缘与下颌骨冠状突之间的缝隙为进针点，将针尖向后上方刺入，做小幅度的捻转，进针 2 寸左右，进针过程应无阻力感。当针尖触及蝶腭神经节时，鼻内外有发麻或放电样感觉，同时鼻通气立刻改善。若无此针感，可小幅度调整方向和深度，以出现上述针感为度，此时即可出针。

（2）注解：此法的运用是近代医家的临床运用经验，具有见效快、疗效高的特点，笔者通过长期临床验证，具有确实的临床疗效。

3. 迎香

（1）操作方法：取双侧迎香穴，常规消毒后，用 1 寸毫针向内上斜刺，行捻转泻法，持续行针，使穴位局部有强烈的酸胀感，以患者感觉鼻腔通畅为度。留针 30 分钟，每 10 分钟按上法行针 1 次。每日 1 次，10 次为 1 个疗程。

（2）注解：迎香穴为手阳明大肠经经穴，并与足阳明经交会，手足阳明经均循行于鼻旁，二经均为多气多血之经，其穴居于鼻旁，所以针刺迎香既可以疏调鼻内之气血，又能通调手足阳明之气血，故而宣通鼻窍。本法既能治标，又能扶正治本，若与远端的合谷、足三里配合治疗则效更佳。

二、艾灸疗法

1. 印堂、迎香

操作方法：采用雀啄灸，每穴灸 5~10 分钟。每日 1~2 次，5~7 次为 1 个疗程。

2. 肺俞、脾俞、足三里、气海

操作方法：采用温和灸或隔姜灸，温和灸每穴灸 20 分钟，隔姜灸每穴灸 5~7 壮。每日 1 次，10 次为 1 个疗程。

三、穴位贴敷疗法

迎香、印堂、肺俞、脾俞、风门、大椎

操作方法：用白芥子 30g，延胡索、麻黄、细辛、甘遂、丁香、白芷各 10g，将上药研成细末装瓶备用，用姜汁调成糊状，置于敷贴上贴于上述穴位处，2~3 小时或者感到灼痛时去除。每周 2 次，7 次为 1 个疗程。

四、耳针疗法

内分泌、内鼻、肺、脾、肾

操作方法：上述穴位常规消毒后，予毫针刺法，留针 30 分钟，留针期间行针 3 次。或用埋针法、王不留行子贴压法。

五、火针疗法

迎香、鼻通、印堂、合谷、肺俞、足三里

操作方法：上述穴位常规消毒后，面部穴位用细火针点刺，每个穴位点刺 1 下，深度控制在 2 分左右。合谷穴用细火针点刺 1 下，深度控制在 3~5 分内。肺俞穴每侧点刺 3 下，深度控制在 3~5 分内。足三里用中粗火针，每侧点刺 3 下，深度控制在 8 分内。发作期每日 1 次，缓解期隔日 1 次。5 次为 1 个疗程。

第六节 鼻渊

鼻渊是以鼻流浊涕，反复发作，量多不止为主要症状，常伴有头痛、头晕、鼻塞、嗅觉减退等症状，又称为"脑漏""脑砂""脑渊"等。中医学认为，本病的发生因风寒犯肺，肺失清肃，肺热或肝胆火旺，移热于上而成。

本病相当于西医学的急、慢性鼻窦炎，是鼻窦黏膜的化脓性炎症，可单侧、单窦发病，但以双侧多窦发病为常见。

一、毫针疗法

1. 通天

（1）操作方法：取双侧通天穴，常规消毒后，用 2 寸毫针，向前平刺 1.5 寸左右，得气后，施以较强的持续捻转泻法，捻转 2 分钟左右，留针 30 分钟，每 10 分钟行针 1 次，每次行针按上法操作。

（2）注解：本穴归属于足太阳膀胱经，位于头顶部，能开肺窍，通乎天气，有清散头部风邪、通利鼻窍之功，是治疗鼻窍阻塞之特效穴。若配合局部的迎香穴使用，其效更佳，对鼻渊治疗有显著疗效。

2. 印堂

（1）操作方法：穴位常规消毒后，用 1 寸毫针向鼻根方向透刺 6 分左右，得气后，施以较强的捻转手法，使鼻部呈持续性酸重胀感，然后向患侧鼻窍透刺并施以手法，双侧鼻腔不通，先透向一侧，后再偏向另一侧，反复运用。然后留针 30~40 分钟，留针期间行针 3 次，每次按前法行针，隔日 1 次。

（2）注解：本穴位居督脉，鼻根之上，泻之能通督泄热、疏风清热、通利鼻窍，直透鼻根部，可以有效地疏调鼻部气血，通达鼻窍。若与局部的鼻通、迎香配合，其效更佳，三穴位于鼻子周围，对各种鼻疾皆有著效，严重者可同时运用。

二、艾灸疗法

印堂、百会、通天、肺俞

操作方法：采用温和灸，以患者感到温热、舒适为度，每穴施灸 20~30 分钟，每日或隔日 1 次，10 次为 1 个疗程。

三、耳针疗法

内鼻、肾上腺、额、肺、胆

操作方法：上穴常规消毒后，予毫针刺法，间歇捻针，留针 20~30 分钟。或用埋针法、王不留行子贴压法。

四、穴位贴敷疗法

大椎、肺俞、胆俞、膻中、膏肓

操作方法：用白芥子 30g，延胡索、甘遂、细辛、丁香、白芷、苍耳子、辛夷花、薄荷各 10g，研成细末，用生姜汁或辣椒水调糊，置于敷贴上，撒上适量的肉桂粉，贴敷于穴位上，保留 4 小时以上。每周 1 次，连续 3 次。

第七节　鼻衄

鼻衄即鼻腔内出血，是多种疾病的常见症状之一，是目前耳鼻喉科急诊中最多见的病症之一。一般多为单侧出血，也可以从一侧鼻腔经鼻咽流向对侧。可发生于任何年龄及季节，原因可分为局部和全身两大类，除鼻子本身的疾病之外，还常见于高血压、动脉硬化、血液病、肝硬化、维生素缺乏等全身性疾病而致者。轻者仅涕中带血；重者可出血不止，引起贫血和出血性休克。

中医学认为肺气通于鼻，足阳明之脉起于鼻，交頞中，如肺胃热盛或木火刑金，上迫肺窍，均可导致血热妄行而发为鼻衄。鼻衄的发生多因心火、胃火、肺火所致；少数病人可由正气亏虚，血失统摄引起。

一、毫针疗法

1. 上星

（1）操作方法：穴位皮肤常规消毒后，用2寸毫针从上星穴沿皮向上刺1.5寸左右，得气后，施以较强的捻转手法，反复行针，使出血立止或明显减少，再留针10分钟观察疗效，血止而出针。

（2）注解：本穴是历代治疗鼻出血的效验穴，如《杂病穴法歌》中言："衄血上星与禾髎。"《世医得效方》云："鼻出血不止，名脑衄，灸上星穴五十壮。"上星穴属督脉，在鼻根之上，督脉为阳脉之海，阳热亢盛，迫血妄行，取上星穴以清泻鼻窍之火，凉血止血，使鼻出血速止。

2. 孔最

（1）操作方法：取双侧孔最穴，常规消毒后，用1.5寸毫针向上斜刺1寸左右，得气后，施以较强的平补平泻捻转提插法，留针30分钟，每10分钟行针1次。

（2）注解：孔最为手太阴肺经郄穴，鼻为肺窍，肺上通于鼻，阴经郄穴善治血证，孔最善治各种出血证，尤其对鼻出血有特效，针刺本穴可清泻肺热、凉血止血，使出血立止。

3. 少商

（1）操作方法：取双侧少商穴，常规消毒后，用1寸毫针直刺1~2分，得气后，行捻转手法，使出血减少或立止，留针15分钟，血止后可以出针。若同时配合艾灸则更能提高治疗效果，起到补泻同调的作用。

（2）注解：少商穴为手太阴肺经井穴，乃肺经之根，井穴具有泄热通窍的作用，而肺开窍于鼻，所以针刺少商穴治疗鼻出血有很好的效果。

二、耳针疗法

内鼻、外鼻、肺、肾上腺、额

操作方法：上述穴位常规消毒后，用毫针浅刺，留针 20 分钟。也可以用埋针或王不留行子贴压。

三、指压法

颈百劳

操作方法：用手指逐渐用力按压颈百劳 2~5 分钟，以患者能耐受为度。若是外伤而致的鼻出血，可加用昆仑、太溪，用两手拇指同时对掐昆仑、太溪 4 穴。

第八节　咽喉肿痛

咽喉肿痛是临床常见的症状之一，属于中医学"喉痹""乳蛾"等范畴。临床表现以咽痛、咽干、吞咽不利为主。急性患者常伴有发热、口渴、便秘等全身症状，慢性患者可表现为眼部异物感及口干。导致咽喉肿痛的原因很多，如西医学的上呼吸道感染，急、慢性扁桃体炎，急、慢性咽炎，急、慢性喉炎等。

中医学认为，咽喉肿痛多由外感风热或风寒，或肺胃积热，或虚火上炎等因素所致。咽接食管，通于胃；肾经、任脉上循喉咙，结于廉泉；咽喉属于肺系。如外感病邪，侵袭咽部；或肺、胃郁热循经上扰，蕴结于咽，而致咽喉肿痛，属实热证。如体虚、劳累、久病，肺肾阴虚，不能上润咽喉，虚火上炎，灼于咽部，亦可致咽痛，属阴虚证。

一、毫针疗法

1. 曲池

（1）操作方法：取双侧曲池穴，常规消毒后，用 2 寸毫针直刺 1.5 寸左右，得气后，施以较强的捻转提插泻法，持续捻转 2 分钟左右，留针 30 分钟，每

10 分钟按前法行针 1 次,每日 1 次。

(2)注解:曲池为手阳明大肠经合穴,肺与大肠相表里,手阳明大肠经多气多血,肺主一身皮毛,故针刺曲池能走表入里,引邪外出,泻之能清热解毒、祛邪透表。若与合谷穴配用,疗效更佳,具有协同之效。《杂病穴法歌》中载曰"头面耳目口鼻病,曲池合谷为之主",这确为经验之谈,临床运用确有很好的效果。

2. 液门

(1)操作方法:取双侧液门穴,常规消毒后,用 1.5 寸毫针直刺 1 寸左右,得气后,施以较强的捻转提插泻法,留针 20 分钟,留针期间行针 3 次。每日 1 次。

(2)注解:液门为手少阳三焦经脉气所溜之荥水穴,水能克火,性善清热,有清三焦郁火之功,刺之能清热泻火、消肿止痛,是治疗咽喉肿痛的特效穴。和鱼际穴合用疗效更佳,鱼际为手太阴荥穴,能清肺利咽、消肿止痛。笔者通过长期临床实践发现,二穴配用治疗急性咽喉肿痛具有确实的疗效,古代医家也有相关运用经验记载,如《百症赋》言:"喉痛兮,液门、鱼际去疗。"

3. 廉泉

(1)操作方法:穴位皮肤常规消毒后,采用合谷刺法,分别用 3 根 1.5 寸毫针向舌根方向刺入 1 寸左右,得气后,3 针均施以捻转泻法,留针 20 分钟,留针期间行针 3 次。每日 1 次。

(2)注解:廉泉位于喉舌之间,内应舌根,为任脉与阴维脉之交会穴,二脉上达舌咽,针刺泻之,能清理咽喉、通利舌络,凡外邪内伤所致之咽喉舌疾,皆能治疗。

4. 列缺、照海

(1)操作方法:穴位皮肤常规消毒后,用常规针刺法,得气后,列缺施以平补平泻捻转手法,照海施以捻转补法,在行针时同时让患者配合做吞咽动作,留针 20~30 分钟,留针期间行针 3 次,每次行针均配合吞咽动作。

(2)注解:二穴合用主要用于慢性咽喉肿痛,列缺属手太阴肺经,通任脉,照海属于足少阴肾经,通阴跷脉,二穴相配,为八脉交会穴的配用,是古代医家的临床经验,即"列缺任脉行肺系,阴跷照海膈喉咙"。笔者通过临床长期实践发现,二穴治疗慢性咽喉肿痛确具特效,并有立竿见影之效。

二、刺血疗法

1. 少商

（1）操作方法：取双侧少商穴，先充分按揉患者的大指端，使其充血，予常规消毒，医者用一手捏紧穴位处，用一次性刺血针头迅速点刺出血，然后施以挤捏，让其出血 5 滴以上即可。

（2）注解：少商穴为手太阴肺经井穴，点刺出血，可清泻肺热、利咽止痛，为治疗咽喉肿痛的要穴、效穴，这是千百年来医家经验的集结，其效确实，对急性患者点刺后，即有血出立效之功，正如《十四经要穴主治歌》言："少商惟针双蛾痹，血出喉开功最奇。"若咽喉肿痛严重者，常配商阳穴。商阳穴为手阳明大肠经之井穴，点刺出血，可疏泄阳明郁热。《针灸大成》载曰：商阳穴主口干、颐颌肿。笔者于临床经常以少商穴点刺放血治疗咽喉肿痛，取效十分灵验。如笔者曾治疗一名患者，男性，42 岁，外感而致咽喉肿痛 2 天，口服消炎药无效，来诊即以少商穴点刺放血治疗，当点刺放血后，患者立感咽喉舒适，吞咽疼痛明显缓解，达到血出立效之功。

2. 耳尖及耳背瘀络刺血

（1）操作方法：针刺前，先充分按揉耳郭，使其充血，局部皮肤常规消毒后，用手捏紧耳尖，用一次性刺血针头点刺出血数滴，再在耳背瘀络点刺出血。

（2）注解：耳尖性善清散，在耳尖及耳背刺血，可起到清热泻火、消炎止痛、利咽明目的作用，具有简便可靠、疗效显著的特点。

三、耳针疗法

咽喉、肺、气管、大肠、肾

操作方法：每次选用 2~3 穴，常规消毒后取毫针浅刺，留针 30 分钟。或用埋针、王不留行子贴压法。

四、灯火灸疗法

曲池、合谷、尺泽、风池、内庭

操作方法：用灯心草 1 根，蘸植物油少许，穴位常规消毒，点燃灯心草一端，对准穴位快速点灸 1~2 下，每日 1 次。

第九节　目赤肿痛

目赤肿痛是一种传染性疾病，属于西医学急性结膜炎范畴，在中医学中又称为"天行赤眼""风热病""暴发火眼"，民间俗称为"红眼病"。易于传染，春秋两季好发。中医学认为本病的发生常与感受时邪疫毒或素体阳盛、脏腑积热等因素有关。

患者主要表现为突然出现眼睛红肿疼痛，怕光、流泪、眼部灼热感。针灸治疗对本病具有很好的疗效，可迅速缓解病情。

一、毫针疗法

1. 行间

（1）操作方法：取双侧行间穴，予常规消毒后，用1寸毫针向上斜刺0.8寸左右，得气后，施以较强的捻转提插泻法，留针20分钟，期间行针3次。每日1次。

（2）注解：目为肝之窍，行间属于肝经荥穴，"荥主身热"，有泄热之功，针刺行间穴可清泻肝胆，引木火下行，故而有较好的疗效。

2. 陷谷透涌泉

（1）操作方法：取患侧穴位，常规消毒后，用1.5寸毫针从陷谷穴透向涌泉穴，得气后，施以较强的捻转提插泻法，留针30分钟，每10分钟行针1次。

（2）注解：陷谷为胃经之穴，本病的发生多因邪火内盛，熏蒸头目所致，针刺陷谷穴能泻胃火熏蒸，透向涌泉穴能滋肾平肝，一针二穴，对本病有显效。

二、刺血疗法

1. 耳尖及耳背瘀络

（1）操作方法：取患侧耳郭，先充分按揉耳尖及耳背瘀络，使其充血，常规消毒后，医者用一手捏紧耳尖，取一次性刺血针头迅速点刺出血，出血十几滴即可，再于耳背瘀络处点刺出血。

（2）注解：耳尖虽为经外奇穴，但耳郭联系于多条经脉，分别与手足少阳、足太阳相联系，本穴善于清解热邪，在此处刺血，可起到清热明目、解毒散结、活血通络的作用。通过笔者长期的临床观察发现，该法效果确实。笔者曾治疗多例相关患者，如一名女性患者，突然眼睛红肿疼痛1天，伴畏光、流泪、眼睛烧灼感，诊断为本病，立于耳尖及耳背瘀络刺放血。第2日复诊时明显缓解，经点刺2次即痊愈。

2. 太阳

（1）操作方法：取患侧太阳穴，常规消毒后，医者一手捏起太阳穴处肌肉，用一次性刺血针头迅速点刺1~2下，深度0.2寸左右，使其出血3~5ml，然后加拔罐5~10分钟，加强泄热之效。

（2）注解：太阳为经外奇穴，刺之出血，能清泻风热毒邪、疏风泄热、解毒明目、消肿止痛。对此，早在《玉龙歌》中即言："两睛红肿痛难熬，怕日羞明心自焦……太阳出血自然消。"此法具有简单方便、安全可靠的优势，一般治疗1次即可痊愈。

三、挑刺疗法

患侧肩胛区丘疹反应点

操作方法：于患侧肩胛区寻找反应点（为如米粒大小、丘疹样红色硬结），皮肤常规消毒后，用一次性刺血针头挑刺，将皮下白色纤维挑断即可。一般1次可愈。

四、耳针疗法

眼、肝、胆、耳尖

操作方法：上述穴位常规消毒后，用毫针刺法，强刺激，间歇运针，留针30分钟；亦可在耳尖或耳后瘀络点刺出血，每日1次。

五、穴位贴敷疗法

涌泉

操作方法：用生大黄、生南星各16g，共为细末，以醋调成糊状，贴敷于双侧涌泉穴处。每次贴敷6~8小时，每日1次。

第十节　麦粒肿

麦粒肿为眼睑边缘生小硬结，红肿疼痛，形似麦粒，易于溃脓的一种眼病，又名为"针眼""土疳"，俗称"偷针眼"。中医学认为，本病的发生多因风热之邪客于胞睑，火灼津液，变生疖肿；或脾虚湿热，上攻于目，热毒壅于胞睑，而发为硬结肿痛。

本病相当于西医学的睑腺炎，一般为单侧发病，且有多次发作的特点，多见于青少年。本病病位在眼睑，眼睑属脾，太阳为目上冈，阳明为目下冈，所以本病与足太阳经、足阳明经及脾胃关系密切。

针灸对本病初期的治疗效果非常好，具有立竿见影的效果，但对成脓后的疗效较为缓慢。

一、毫针疗法

1. 灵骨

（1）操作方法：取患侧灵骨穴，常规消毒后，用2寸毫针直刺1.5寸左右，得气后，施以捻转手法，留针20分钟，留针期间行针3次。

（2）注解：本穴为董氏奇穴的重要穴位，位于手背虎口处，手背拇指与食指叉骨间，即第1掌骨与第2掌骨结合处。本穴治疗麦粒肿具有极佳的疗效，只要是本病初期，对上下眼睑的麦粒肿皆有显著疗效，所以日本近代医家将本穴称为"偷针眼穴"。

2. 曲池

（1）操作方法：取双侧曲池穴，常规消毒后，用1.5寸毫针直刺1.2寸左右，得气后，施以捻转提插泻法，留针20分钟，留针期间行针3次。每日1次。

（2）注解：曲池为手阳明大肠经合穴，手阳明经为多气多血之经，且曲池为合穴，合主逆气而泄，具有清热解毒之效，肺与大肠相表里，所以本穴还具有疏风解表、调和气血的作用。若与合谷穴合用，其效更著。临床有"头面耳目口鼻病，曲池合谷为之主"之说。

二、刺血疗法

1. 太阳

（1）操作方法：取患侧太阳穴，常规消毒后，医者用一手捏起太阳穴处肌肉，另一手用一次性刺血针头迅速点刺 1~2 下，深度为 0.2 寸左右，然后加拔罐 5~10 分钟。

（2）注解：太阳穴位于眼区，点刺放血，具有清泻眼部郁热而散结之效，对本病具有显著的疗效，尤其是上眼睑的麦粒肿。

2. 耳尖

（1）操作方法：取患侧耳郭，先将耳郭充分按揉，使其充血，皮肤常规消毒后，医者用一手捏紧耳尖，另一手用一次性刺血针头点刺 1~2 下，用手挤捏出血十几滴即可。隔日 1 次，一般 2~3 次可愈。

（2）注解：耳尖性善清散，点刺出血，可有清热散邪、活血通络的作用，对上眼睑麦粒肿效佳。

3. 肝俞

（1）操作方法：取双侧肝俞穴，常规消毒后，用手捏起患处肌肉，点刺 2~3 下，然后加拔火罐使之出血 2~3ml 即可。隔日 1 次。

（2）注解：目为肝之窍，肝俞为肝之背俞穴，在此处点刺放血，有通经活络、清热解毒之功效。本法不仅对初发者有效，而且对病程长、反复发作的顽固性麦粒肿，均具有显著疗效。上下眼睑的麦粒肿均适用。

4. 阿是穴（足中趾趾腹）

（1）操作方法：取患侧穴位，常规消毒后，用一次性刺血针头于足中趾趾腹点刺出血，宜靠近趾甲处点刺，出血十几滴即可。隔日 1 次。

（2）注解：本法用于下眼睑麦粒肿。下眼睑归属于胃，足中趾为足阳明胃经所过，下眼睑麦粒肿多为脾胃积热，火毒循胃经上攻所致，在此处点刺放血，可清泻胃火，对下眼睑麦粒肿极具特效。笔者凡见下眼睑麦粒肿者即在此处点刺放血，并配针刺灵骨穴与内庭穴，效果确实。如曾治的一名患者，女性，21 岁，经常在下眼睑发生麦粒肿，两侧眼睑交替反复出现，曾用多种方法治疗，均难以治愈，患者十分苦恼。本次因发作 4 天来诊，症见左侧下眼睑红肿硬结。即于足中趾趾腹点刺放血，毫针针刺灵骨穴与内庭穴，隔日 1 次，治疗 3 次而愈。随访 1 年余，未再复发。

三、挑刺疗法

肩胛区反应点

操作方法：在肩胛区第 1~7 胸椎棘突两侧找出淡红色丘疹或敏感点，用一次性刺血针头挑断疹点处的皮下纤维组织，或点刺挤出黏液或血水（反复挤3~5 次）。

四、穴位贴敷疗法

涌泉

操作方法：取吴茱萸适量，研成细末，用醋调和，贴敷于足心处，每日 1 次，一般 3~5 次可愈。

五、耳针疗法

眼、肝、脾、耳尖

操作方法：上述穴位常规消毒后，用毫针刺法，强刺激，间歇运针，留针20 分钟；亦可在耳尖、耳背小静脉刺络出血。

第十一节　眼睑下垂

眼睑下垂是指上眼睑抬举无力，或不能抬起，使睑裂变窄，甚至遮盖部分或全部瞳仁，影响视力的一种眼病，在古代称之为"雎目""上胞下垂"，严重者称之为"睑废"。中医学认为，本病的发生多因先天禀赋不足，肝肾两虚；肌腠空疏，风邪客于胞睑，阻滞经络，气血不和；脾虚气弱，中气不足，筋肉失养，经筋弛缓，以致胞睑松弛无力而下垂。

胞睑属脾，"太阳为目上冈"，所以本病与脾脏、足太阳经筋关系密切。本病可见于西医学的重症肌无力眼肌型、动眼神经麻痹、眼外伤等疾病。

一、毫针疗法

1. 申脉

（1）操作方法：取双侧申脉穴，常规消毒，用1.5寸毫针直刺1寸左右，得气后，施以捻转泻法，嘱患者配合眼睑的闭合运动，留针30分钟，每10分钟行针1次，每日1次，10次为1疗程。

（2）注解：申脉为足太阳膀胱经腧穴，又为八脉交会穴之一，通于阳跷脉，上眼睑归属于足太阳，"太阳为目上冈"，跷脉司眼睑开合，眼睑开合不利与跷脉有关，因此上眼睑不能抬举针刺申脉极具特效，是首选的穴位。

2. 公孙

（1）操作方法：取双侧公孙穴，常规消毒后，用1寸毫针直刺0.5寸左右，得气后，施以捻转手法，留针30分钟，每10分钟行针1次。

（2）注解：公孙为脾经络穴，通于胃，又为八脉交会穴之一，通于冲脉，胞睑属脾，足阳明经多气多血，冲为血海，所以用公孙有健脾益气、调和气血、温中通阳的作用，针刺治疗眼睑下垂具有特殊疗效。

二、艾灸疗法

百会、阳白、气海、足三里、脾俞、肾俞

（1）操作方法：每次选用3穴，交替选用，采用温和灸的方法，阳白穴灸15分钟，余穴每穴灸20~30分钟，热度以患者感到温热、舒适为度，每日1次，10次为1个疗程。

（2）注解：本病属于中医上胞下垂范畴，与脾气虚弱、气血不足有关，艾灸治疗有很强的调补作用，因此运用艾灸疗法具有很好的功效。脾胃为气血生化之源，艾灸足三里、脾俞、肾俞，可健脾胃、益气血、补肾气、益精血、养肝木。百会具有补虚纳气之效。气海为元气所生之处，可加强调气的功能。取眼睛局部的阳白穴，可疏导眼部经气、调畅血脉。远近合用，标本兼顾，故而能够达到有效治愈的目的。

三、耳针疗法

眼、脾、肝、胃、肾

操作方法：上述穴位常规消毒后，用毫针刺法，予中度刺激，间歇运针，

留针 30 分钟。或用埋针法、王不留行子压丸法。

四、皮肤针疗法

攒竹、眉冲、阳白、头临泣、目窗、目内眦—上眼睑—瞳子髎连线

操作方法：取上述穴位，予常规消毒后，取皮肤针，用轻度叩刺，以皮肤微红为度。隔日 1 次，7 次为 1 个疗程。

第十二节 口疮

口疮是以口腔内的唇、舌、颊、上腭等处黏膜发生单个或多个溃疡为主症的一种病证，也称为"口舌生疮""口糜""口疳""口破"等。主要表现为口腔黏膜中发生大小不等、圆形或椭圆形溃疡，伴有局部烧灼疼痛，可以偶尔发生，也可以有周期性或无规律性反复发作。反复发作者称为复发性口腔溃疡。

中医学认为，本病的发生与过食辛辣厚味、嗜饮醇酒、外感风火燥邪、病后劳损等因素有关。

一、毫针疗法

1. 大陵

（1）操作方法：取双侧大陵穴，常规消毒后，用 1 寸毫针针刺 0.5 寸左右，得气后，施以较强的捻转泻法，留针 20 分钟，留针期间行针 3 次，每日 1 次。

（2）注解：大陵穴为心包经原穴、输穴，也是本经子穴，根据"实则泻其子"的理论，取用本穴能清泻心火，凡是心经之实热证，皆可以取用之。如笔者曾治疗的一名患者，女性，41 岁，反复口疮发作已有 3 年余，经常反复发作，服用中西药物均难以治愈。本次发作已有 1 周，查见舌尖、舌面有数个溃疡，在腮颊内也有多个溃疡面，舌淡而尖绛，脉沉微数。即予针刺本穴，共治疗 4 次，症状消失。后多次随访，未见复发。

2. 劳宫

（1）操作方法：取双侧劳宫穴，常规消毒后，用 1 寸毫针直刺 0.5~0.8 寸，得气后，施以较强的捻转泻法，留针 30 分钟，每日 1 次。

（2）注解：心开窍于舌，舌为心之苗，故心火上炎于舌，使舌之气血壅塞，脉络阻滞，热腐生疮。劳宫穴为手厥阴心包经之荥火穴，心包代心用事，"荥主身热"，性清善降，导火下行，通过针刺本穴，以清泻心火，疏通舌络而止痛。

3. 内庭

（1）操作方法：取双侧内庭穴，常规消毒后，用 1 寸毫针向上斜刺 0.8 寸左右，得气后，施以较强的捻转泻法，留针 20 分钟，留针期间行针 3 次，每日 1 次。

（2）注解：本病的发生常因饮食不节，过食肥甘，致肠胃蕴热，郁热上攻。内庭为足阳明胃经荥穴，"荥主身热"，故善清降胃火，导热下行，通过针刺内庭穴以泄胃热、散郁结而止痛。

4. 照海

（1）操作方法：取双侧照海穴，常规消毒后，用 1 寸毫针直刺 0.5 寸左右，得气后，施以捻转补法，留针 30 分钟，每 10 分钟行针 1 次。

（2）注解：照海为足少阴肾经经穴，阴跷脉始发，功善滋阴泻火，针刺本穴可滋阴而泻火，从而使阴虚火旺之证解除，口疮自愈。

二、刺血疗法

1. 太阳

操作方法：取双侧太阳穴，常规消毒后，用一次性刺血针头点刺 1~2 下，深度 0.1~0.2 寸，然后加拔罐使之出血 1~3ml 即可。隔日 1 次，一般 2~3 次可愈。

2. 耳尖

操作方法：先充分按揉耳尖部，使其充血，常规消毒后，医者一手捏紧耳尖，另一手迅速点刺耳尖 1~2 下，使之出血，用手挤捏出血十余滴即可。隔日 1 次。

三、耳针疗法

口、心、胃、脾、肾

操作方法：将上穴处皮肤常规消毒后，用毫针中度刺激 20 分钟；或用埋针、王不留行子贴压法。

四、腕踝针疗法

上1区、下1区

操作方法：双侧取穴，上述部位常规消毒后，用常规刺法，留针 24 小时，隔日 1 次。

五、穴位贴敷疗法

涌泉

操作方法：取吴茱萸 10g，研细末，用醋调成膏状，置于敷贴上，贴于双侧涌泉穴处，每日 1 次。

后 记

三十余载悠悠岁月，埋头苦读，钻研精修。

二十多年兢兢业业，专注实践，深入总结。

经过不懈努力，笔者前前后后出版了《董氏奇穴临床治疗精华》《董氏奇穴与十四经穴临证治验》《董氏奇穴与经穴治疗颈肩腰腿痛集验》《学小儿推拿做超能妈妈》《70个常用重要穴位临证精解》《针灸临床技巧与心得》《针灸特定穴临床实用精解》《董氏奇穴针灸学》《实用妇科病针灸治疗学》《董氏奇穴挂图》《习灸成医——做家人的保健医》等系列书籍，其中《董氏奇穴与十四经穴临证治验》和《董氏奇穴与经穴治疗颈肩腰腿痛集验》也已在台湾地区出版上市。令我欣慰的是，我的临床经验不仅给广大中医爱好者带去了帮助，而且也得到了临床一线工作者的认可，达成了我用健康绿色疗法为患者解除病痛，将中医事业推广的理想。

无数的临床实践一次次验证了针灸治疗的神奇，因此我选择将其细化以更好地为大家提供治疗依据和经验。我也坚信，针灸终将会在世界的舞台上开出最绚丽的花，实现它的价值。

回望过去，感慨万千。在此，感谢我的爱人和孩子对我一直以来默默的支持与鼓励；感谢同道师友的关心与帮助；感谢中国医药科技出版社一直鼎力协助与督促。感谢！

由于笔者水平所限，书中谬误与不足在所难免，为了能使以上系列图书更加完善，更好地为读者服务，欢迎各位同道交流，恳切期望各位老师及同道们对书中不足及谬误之处予以指正，不胜感激。

杨朝义

山东潍坊杏林中医

2020 年深秋